# 密闭空间职业危害
# 防护手册

中国疾病预防控制中心
职业卫生与中毒控制所　组织编写

李　涛　张　敏　缪剑影　主　编

中国科学技术出版社

·北京·

**图书在版编目（CIP）数据**

密闭空间职业危害防护手册/中国疾病预防控制中心职业卫生与中毒控制所组织编写．－北京：中国科学技术出版社，2013

ISBN 978-7-5046-4407-7

Ⅰ．密…　Ⅱ．中…　Ⅲ．①职业-有害物质-手册　②职业病-防治-手册　Ⅳ．R134-62

中国版本图书馆 CIP 数据核字（2006）第 071581 号

中国科学技术出版社出版
北京市海淀区中关村南大街 16 号　邮政编码：100081
电话：010－62103210　传真：010－62183872
http：//www．kjpbooks．com．cn
科学普及出版社发行部发行
鸿博昊天科技有限公司印刷
*
开本：720 毫米×1000 毫米　1/16　印张：13.25　字数：250 千字
2013 年 6 月第 1 版　2013 年 6 月第 1 次印刷
定价：33．00 元
ISBN 978-7-5046-4407-7/R·1179

# 内容提要

本书系统介绍了密闭空间职业危害的基础知识，密闭空间的管理程序，密闭空间职业危害的检测、评估和控制技术，用人单位如何控制密闭空间的职业危害，密闭空间各类作业人员的培训指南等内容，并列举了在不同的密闭空间不同毒物所引起中毒的典型案例及对其简短的分析。

本书旨在指导用人单位的管理人员和各类职业卫生专业人员掌握密闭空间的相关知识，并指导其进行职业危害管理、控制、作业人员培训等，也用于指导职业卫生专业人员对密闭空间职业危害进行监测、评估和控制。

## 《密闭空间职业危害防护手册》

### 编　委　会



**策划编辑**　肖　叶

**责任编辑**　金　蓉

**封面设计**　刘　畅

**责任校对**　张林娜

**责任印制**　安利平

**法律顾问**　宋润君

# 前　言

硫化氢、一氧化碳中毒是严重威胁劳动者生命和健康的因素之一。据统计，硫化氢中毒事故起数、病死率多年来一直排在我国急性职业中毒的前三名，硫化氢中毒病死率高达41.8%。86%的硫化氢中毒事故发生在密闭空间作业中，许多急性一氧化碳中毒事故也多发在密闭空间作业中。

因此，制定密闭空间作业的职业防护规范迫在眉睫。2004年，受卫生部委托，中国疾病预防控制中心职业卫生与中毒控制所负责起草有关密闭空间的职业危害防护规范。在借鉴许多国家和地区有关密闭空间作业的职业防护规定、技术，以及国内有关密闭空间作业管理技术的基础上，起草了我国的密闭空间作业职业危害防护规范。为了更加全面、翔实地阐述密闭空间作业的职业危害及其防护，指导用人单位防治职业病，切实保护劳动者的生命和健康，我们编撰了此书。

本书对密闭空间职业危害防护作了系统、全面的阐述，内容包括密闭空间的主要职业危害及相关基础知识，密闭空间作业的管理程序，密闭空间职业危害的检测、评估和控制技术，用人单位如何控制密闭空间的职业危害，密闭空间各类作业人员的培训指南等五个方面。还选取了密闭空间作业职业危害事故的典型案例，希望籍此警示用人单位吸取教训，做好密闭空间的职业危害防护。本书的附录还特别详细列出了密闭空间作业管理流程，密闭空间工作场所空气中有害物质定点采样记录表、个体采样记录表。并附以美国国家职业安全卫生研究所20世纪70年代提出的IDLHs及1994年修订值，供读者参阅。

本书可作为密闭空间作业职业危害防护的指导书，可供用人单位职业卫生管理人员、职业卫生专业人员、救援人员使用。本书旨在指导具有密闭空间作业的用人单位的管理人员掌握密闭空间职业危害防护的相关知识，科学地进行密闭空间作业管理、作业人员培训；同时也指导职业卫生专业人员对密闭空间的职业危害进行识别、评估、控制、防护。

由于时间仓促，本书在编写过程中可能还有不足，敬请批评指正。

编　　者

2006年8月

# 目 录

## 第一部分 密闭空间职业危害的基础知识



## 第二部分 密闭空间的管理程序

## 第三部分 密闭空间职业危害的检测、评估和控制技术

## 第四部分　用人单位如何控制密闭空间的职业危害



## 第五部分　密闭空间各类作业人员的培训指南

## 第六部分　密闭空间职业事故案例

# 密闭空间职业危害的基础知识

# 1 密闭空间的基本概念

## 1.1 密闭空间涉及的术语

### 1.1.1 密闭空间一般应具备的三个条件

空间足够大但又有限；进出口受限制、出入口或人孔仅能够容纳一人进出、通风不良，但能进行指派的工作；非常规、非连续作业场所。如炉、塔、釜、罐、槽车以及管道、烟道、隧道、下水道、沟、坑、井、池、涵洞、船舱、地下仓库、储藏室、地窖、谷仓等。

### 1.1.2 立即威胁生命或健康的浓度（immediately dangerous to life or health concentrations）

指在此条件下对生命立即或延迟产生威胁，或能导致永久性健康损害，或影响作业者在无助情况下从密闭空间逃生。某些物质对人产生一过性的短时影响，甚至很严重，未经医疗救治一度感觉正常，但在接触这些物质后12～72 h可能突然产生致命后果，如氟烃类化合物。

### 1.1.3 准入条件（acceptable entry conditions）

指密闭空间必须具备的、能允许劳动者进入并能保证其安全工作的条件。

### 1.1.4 密闭空间管理程序（permit－required confined space program）（permit space program）

指用人单位密闭空间职业病危害控制的综合计划，包括控制密闭空间的职业病危害，保护劳动者在密闭空间中的安全和健康，劳动者进入密闭空间的操作规范。

### 1.1.5 准入（entry permit）

指用人单位提供的允许和限制进入密闭空间的任何形式的书面文件。

### 1.1.6 准入程序（permit system）

指用人单位书面的操作程序，包括进入密闭空间之前的准备、组织，从密闭空间返回和终止后的处理等过程。

### 1.1.7 吞没（engulfment）

身体淹没于液体或固态流体而导致呼吸系统阻塞，窒息死亡，或因窒息、压迫或被碾压而造成死亡。

1.1.8　进入（entry）

指人体通过一个入口进入密闭空间，包括在该空间中工作或身体任何一部分通过入口。

1.1.9　隔离（isolation）

通过封闭、截断等措施，完全阻止有害物质和能源（水、电、气）进入密闭空间。

1.1.10　吊救装备（retrieval system）

为抢救受害人员所采用的绳索、胸腰部或全身的套具、腕套、升降设施等。

1.1.11　有害环境（hazardous atmosphere）

指在职业活动中可能造成死亡、失去知觉、丧失逃生及自救能力、伤害或引起急性中毒的环境，包括以下一种或几种情形：

（1）可燃性气体、蒸气和气溶胶的浓度超过爆炸下限（LEL）的10%；

（2）空气中爆炸性粉尘浓度达到或超过爆炸下限的30%；

（3）空气中氧含量低于18%或超过22%；

（4）空气中有害物质的浓度超过工作场所有害因素职业接触限值(GBZ2)；

（5）其他任何含有有害物浓度超过立即威胁生命或健康（IDLH）浓度的环境条件。

1.1.12　缺氧环境（oxygen deficient atmosphere）

指空气中氧的体积百分比低于18%。

1.1.13　富氧环境（oxygen enriched atmosphere）

指空气中氧的体积百分比高于22%。

1.1.14　破拆管道（Line breaking）

管道中含有的可燃性、腐蚀性或有毒物质、惰性气体或在一定的容积、压力或温度的条件下能造成伤害的液体，根据需要在确保安全的条件下破坏管道，将其释放。

1.1.15　紧急情况（emergency）

由于任何内外原因，对核准进入密闭空间的劳动者健康或生命有可能产生危险的情形，包括控制或监测设备发生故障。

1.1.16　准入者（authorized entrant）

得到用人单位审核、批准进入密闭空间的劳动者。

1.1.17　监护者（attendant）

当劳动者进入准入的密闭空间内作业时，在密闭空间外面负责安全监护的人员，监护人员按照用人单位密闭空间管理程序执行监护职责。

1.1.18 作业负责人（entry supervisor）

由用人单位确定的负责组织实施密闭空间作业的管理人员，其职责是决定密闭空间是否具备准入条件，批准进入，全程监督进入作业和必要时终止进入，可以是用人单位负责人、岗位负责人或班组长等人员。

## 1.2 缩略语

(1) IDLH 立即威胁生命或健康

(2) PPE 个人防护用品

(3) LEL 爆炸下限

(4) UEL 爆炸上限

(5) SCBA 携气式呼吸防护用品

(6) MSDS 化学物质安全数据清单

(7) PC－TWA 时间加权平均容许浓度

(8) PC－STEL 短时间接触容许浓度

(9) MAC 最高容许浓度

## 1.3 密闭空间的分类

1.3.1 按照空间特点分类

(1) 密闭设备：如船舱、贮罐、槽罐车、反应塔（釜）、冷藏车、装甲车、沉箱及锅炉等。

(2) 地下密闭空间：如地下管道、地下室、地下仓库、地下工事、暗沟、隧道、涵洞、地坑、矿井、废井、地窖、沼气池及化粪池等。

(3) 地上密闭空间：如贮藏室、酒糟池、发酵池、垃圾站、温室、冷库、粮仓、封闭车间或试验室等。

1.3.2 按照管理分类

(1) 无需准入密闭空间：指不包含可能导致死亡或健康严重损害因素的密闭空间。

经检测并采取持续机械通风，证明密闭空间所含有的各种因素不能造成死亡或健康严重损害，这些空间不需要许可；如果在这些空间作业，应当定时监测和持续进行机械通风，保证密闭空间的安全作业。

(2) 需要准入密闭空间：具有包含可能产生职业有害因素或包含可能对进

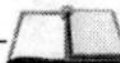

入者产生吞没危害或具有内部结构，易使进入者落入引起窒息或迷失或包含其他严重职业有害因素等特征的密闭空间称为需要准入密闭空间，简称为准入密闭空间。

准入密闭空间与无需准入密闭空间在一定条件下可以相互转换。

## 1.4 准入密闭空间的特征

准入密闭空间具有以下一个或几个特征：

(1) 包含或可能产生职业有害因素。

(2) 包含可能对准入者产生吞没危害的物质。

(3) 具有内部空洞，当准入者从内墙或地板掉入更小的空间后会引起窒息或迷失。

(4) 包含其他任何能够识别的严重安全或健康危害。

# 2 密闭空间可能存在的职业危害及其特点和来源

## 2.1 密闭空间可能存在的职业危害

（1）可燃性气体、蒸气、雾达到或超过爆炸下限（LEL），引起爆炸。

（2）空气中可燃性粉尘浓度达到或超过爆炸下限（LEL），引起爆炸。

（3）空气中氧浓度低于18%或超过22%，引起缺氧或爆炸。

（4）其他任何含有立即威胁生命或健康（IDLH）的环境浓度可引起致死、失去知觉、影响逃生。

（5）空气中有害物质的浓度超过作业场所职业有害因素接触限值所规定的MAC或STEL，引起急性职业中毒。

（6）其他职业损害：如中暑、吞没、电击伤等。

## 2.2 密闭空间可能存在的职业危害的特点

（1）属高风险作业可导致死亡；

（2）绝大多数情况下可预防；

（3）发生的地点形式多样化；

（4）许多危害具有隐秘性；

（5）有些危害难以探测；

（6）多种职业危害共存。

## 2.3 密闭空间可能存在的职业有害因素

### 2.3.1 引起猝死的主要化学物质

#### 2.3.1.1 接触后立即引起电击式死亡的化学物质

（1）硫化氢；

（2）一氧化碳；

（3）易挥发的有机溶剂；

（4）氰和腈类化合物；

（5）极高浓度的刺激性气体；

（6）极高浓度的其他化学物质。

2.3.1.2　急性中毒病程中或恢复期，可引起猝死的主要化学物质

（1）有机磷农药；

（2）碳酸钡、氯化钡；

（3）五氯酚钠；

（4）硫化氢；

（5）其他可引起心脏严重损伤的化学物质。

2.3.2　造成环境缺氧的主要化学物质

（1）氮气；

（2）二氧化碳；

（3）氮氧化合物（谷仓气体）；

（4）甲烷；

（5）丙烷；

（6）其他惰性气体。

2.3.3　可燃性粉尘

2.3.4　可燃性气体、蒸气、雾

2.3.5　其他安全危害因素

水、电、机械损伤、塌方、生物因素等。

## 2.4　密闭空间可能存在的职业危害的来源

2.4.1　密闭空间中的气体或液体的泄露或挥发

化学物质可能会从化学品储罐、天然气管道、法兰、阀门等处泄露，并进入密闭空间中，形成多种危险环境：

（1）泄露的气体或蒸气会使氧气含量下降，导致缺氧；

（2）泄露的气体或蒸气会形成易燃易爆混合气，导致燃烧爆炸；

（3）有毒气体的泄露直接导致中毒、窒息、死亡。

2.4.2　密闭空间中有机物分解

（1）有机物（如生活垃圾、动植物）的分解能产生甲烷、一氧化碳、二氧化碳、一甲胺、二甲胺、三甲胺及硫化氢等有毒有害气体，导致中毒死亡；

（2）有机物的分解，氧气被消耗，导致缺氧；

（3）有机物分解所产生的甲烷、一氧化碳、硫化氢等可燃气体，导致燃烧爆炸。

### 2.4.3 密闭空间中燃烧及氧化和氧气被吸收

（1）在密闭空间内燃烧（焊接、加热、内燃机、切割）消耗氧气；

（2）金属密闭空间由于氧化，消耗氧气；

（3）密闭空间空气被其他可燃气体置换；

（4）氧气被密闭空间中容器或存储的物质吸收；

（5）不完全燃烧产生大量一氧化碳等有毒、有害气体。

### 2.4.4 富氧环境

空气中氧气的含量超过22%就会增加燃烧的可能，可燃性物质也会因此燃烧得更加猛烈。如用纯净氧气吹洗密闭空间，也会产生富氧环境。吹洗氧气管道时，如果方法不当，也可能产生富氧环境。

### 2.4.5 清洁密闭空间时也可能产生职业危害

（1）即使已经吹洗过的储罐，气体仍能被多孔墙壁吸收而后释放出来，或从清洁时产生的淤泥中释放出来；

（2）氧气会被其他气体置换，导致缺氧；

（3）释放出的气体会达到爆炸浓度，导致燃烧爆炸；

（4）清洁剂与某些物质反应会产生有毒气体。

### 2.4.6 可燃性固体颗粒的形成

炭粒、粮食粉末、纤维、塑料屑以及研磨得很细的可燃性物质会形成易燃易爆环境。

### 2.4.7 密闭空间结构损坏

密闭空间可能发生结构性损坏，导致安全事故，如塌方。

# 3 密闭空间职业有害因素对健康的影响

密闭空间的不良通风会导致其内部的气体不但不能支持生命，而且会对生命构成威胁。可燃性气体、有毒气体（硫化氢和一氧化碳最常见）和缺氧是密闭空间中导致伤亡的最主要因素。需要引起高度重视的是，其中60%以上的伤亡是在营救先进入密闭空间的遇难者的过程中发生的。

## 3.1 缺氧对生命造成的危害

劳动者只要暴露在氧气含量低于18%的环境中，就会很快失去知觉，因而丧失自救或寻求他人救援的能力，不同的缺氧环境对健康的影响见表1。

**表1 不同氧含量对人体健康的影响**

| 氧含量（vol% *） | 健康损害 |
| --- | --- |
| 18～22 | 适宜的氧含量，健康无损害 |
| 15～18 | 劳动能力下降，动作协调性降低，容易引发冠心病 |
| 12～14 | 呼吸加深，频率加快，脉搏加快，动作协调性进一步降低，判断能力下降 |
| 10～12 | 呼吸加深加快，几乎丧失判断能力，嘴唇变紫 |
| 8～10 | 精神失常，昏迷，丧失知觉，呕吐，脸色死灰 |
| 6～8 | 8 min后100%致命；6 min后50%致命；4～5 min，通过治疗可以恢复 |
| 4～6 | 40 s后昏迷，痉挛，呼吸减缓，死亡 |

注：* vol%——体积百分比，标准大气压。

## 3.2 硫化氢对健康的影响

低浓度的硫化氢具有臭鸡蛋的气味，很容易觉察，在一定程度上能够起到警告的作用；但是，这种警告是不可靠的，因为嗅觉神经很快就会被麻痹，从而使人完全丧失危险意识。高浓度的硫化氢反而无味，在此环境中，工人可能还没意识到危险就已经昏倒，即人们通常描述的“电击样死亡”。

**表 2　不同浓度硫化氢对健康的影响**

| 浓度（mg/m³） | 健康影响 | 时　间 |
|---|---|---|
| 10/13.58 | — | — |
| (40～80) / (54.33～108.67) | 轻微刺激眼睛及呼吸道 | 1 h |
| (160～240) / (217.33～326.00) | 严重刺激眼睛及呼吸道 | 1 h |
| (400～560) / (543.33～760.67) | 昏迷，死亡 | 0.5～1 h |
| 超过 800/1086.67 | 昏迷，死亡 | 数分钟 |

## 3.3　一氧化碳对健康的影响

一氧化碳是一种无色无味的气体，很容易在密闭空间中产生。高浓度的一氧化碳会使人在没有察觉的情况下失去知觉，从而丧失自救的能力。

**表 3　不同浓度一氧化碳对健康的影响**

| 浓度（mg/m³） | 症　状 | 时　间 |
|---|---|---|
| 114.52/200 | 轻微头痛，不舒服 | 3 h |
| 229.04/400 | 头痛，不适 | 2 h |
| 343.56/600 | 头痛，不适 | 1 h |
| (572.60～1145.19) / (1000～2000) | 头痛，呕吐 | 2 h |
| (572.60～1145.19) / (1000～2000) | 步履蹒跚 | 1.5 h |
| (572.60～1145.19) / (1000～2000) | 轻微心悸 | 30 min |
| (1145.19～1431.49) / (2000～2500) | 昏迷 | 30 min |
| 2290.39/4000 | 致命 | 1 h 以内 |

## 3.4　一定浓度的可燃性气体对健康的影响

一定浓度的可燃性气体可以引起燃烧或爆炸，直接伤害人体。如烧伤、死亡、可燃性气体燃烧时供氧不足产生一氧化碳或者有其他材料燃烧时产生的毒物，引起的中毒。

燃烧三要素：可燃性物质、氧气和点火源。当氧气、一定浓度的可燃性气体及点火源同时存在时，其结果必然是爆炸或火灾。如果可燃性气体或蒸气在密闭空间中产生并聚积，一旦点火源存在，就会立即引起爆炸。焊接、火花塞甚至静电都可能成为点火源。

所有可燃性气体及蒸气都有不同的爆炸极限。可燃性气体与空气的混合气能够被点燃的最低浓度值称为爆炸下限（LEL）。浓度低于 LEL 的可燃性气体混合物是不会被点燃的。

可燃性气体与空气的混合气体能够被点燃的最高浓度值称为爆炸上限值 UEL。浓度高于 UEL 可燃性气体混合物也是不会被点燃的。

可燃性气体混合气的浓度只有在 LEL 和 UEL 之间才会被点燃，但是可燃性气体在任何浓度条件下都不容忽视。低浓度的可燃性气体可能会在某一地区聚积，从而达到或超过 LEL；高浓度的可燃性气体也有可能被稀释或引入空气（氧），从而低于 UEL，最终引起爆炸。

## 3.5 其他毒物造成的职业损害

其他毒物，如易挥发的有机溶剂、氰或腈类化合物、极高浓度的刺激性气体、极高浓度的其他化学物质能引起急性中毒。

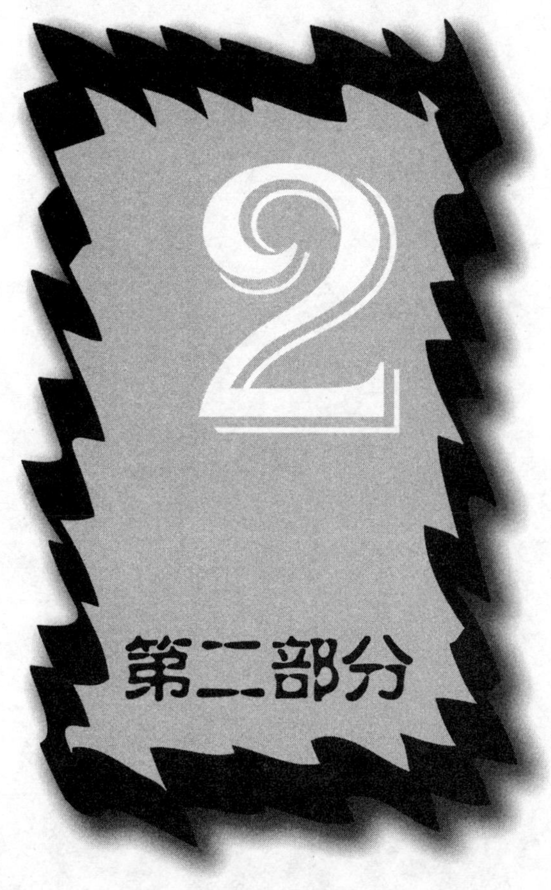


# 密闭空间的管理程序

# 4 管理程序

密闭空间管理流程图见附录A。

## 4.1 评估

用人单位应当对工作场所进行评估，以判定是否存在密闭空间，能否进入，进入时是否需要准许。

## 4.2 告知

如果工作场所存在密闭空间，用人单位应当通过张贴警示标识或者其他有效方法告知接触的劳动者，内容包括准入密闭空间的位置、所存在的危害，是否准许进入。

## 4.3 密闭空间的分类管理

（1）不允许进入的密闭空间

任何密闭空间未经危害识别和评估一律不允许进入。如果用人单位确定了不允许进入的密闭空间，应采取有效措施防止劳动者进入。

（2）准入的密闭空间

不允许进入的密闭空间，经过采取相应措施，经评估达到一定条件后，允许有关人员进入，并按密闭空间管理程序进行管理。

（3）无需准入的密闭空间

密闭空间经危害识别、评估后，认为不存在可能导致死亡或健康严重损害的因素，按无需准入的密闭空间进行管理。

## 4.4 采取有效措施后，允许劳动者进入密闭空间的管理

分两种情况进行管理，即无需准入密闭空间管理程序和准入密闭空间准入管理程序。

4.4.1　无需准入密闭空间管理程序

4.4.1.1　同时满足以下条件，按无需准入密闭空间管理程序

（1）用人单位能够确认准入密闭空间的唯一危害是有害空气；

（2）用人单位能够确保持续不断的机械通风就能保证准入者的安全；

（3）用人单位确保以上两点情况的检测、监督数据真实可靠；

（4）如果初次进入准入密闭空间，用人单位应当按照密闭空间管理程序、许可程序、准入证的要求，提供所需要的证明材料；

（5）上述（1）、（2）、（3）所需要的证明材料应当由用人单位做成书面文件，并保证每个准入者及职工代表能够获得。

4.4.1.2　无需准入密闭空间管理程序执行时的正确做法

满足4.4.1.1所述情况，用人单位按以下程序进行管理：

（1）保证移开覆盖物时的安全。

（2）当入口覆盖物移开后，开口处应当立即用围栏、临时覆盖物或其他临时障碍物保护起来，以防止意外坠落、外来物体掉入伤害在密闭空间作业的准入者。

（3）劳动者进入前，应当用校准的有害气体直读仪按顺序检测密闭空间内的空气，包括：氧含量、可燃气体和蒸气、潜在有毒空气污染物。

（4）用人单位应当保证准入者或职工代表能阅读到进入前的测定结果，包括：

1）氧含量；

2）可燃气体和蒸气；

3）可能的有毒空气污染物。

（5）保证准入者任何时间进入该密闭空间都是安全的。

（6）持续进行机械通风，并做到：

1）通过机械通风消除有害物质后，劳动者方能进入；

2）直接对准入者工作或者停留的位置通风，在所有准入者离开该密闭空间前，通风应当持续进行；

3）通风的空气源应当清洁，不增加该密闭空间有害物质浓度。

（7）持续通风时还应当定期检测该密闭空间浓度，防止有害物质浓度蓄积，测定结果应当告知准入者或者职工代表。

（8）如果在准入者进入期间检测到有毒有害物质，应当：

1）立即通知每一个准入者离开该密闭空间；

2）评估浓度变化趋势；

3）采取措施，保护后续准入者免受危害。

(9) 用人单位应当用书面文件证明该密闭空间是安全的，并且按要求采取了进入前的控制措施，书面文件包括签署的日期、密闭空间的位置以及签署人的签名。书面证明文件应当在进入前完成，进入的劳动者和职工代表能够阅知。

4.4.1.3 除上述情况外，按照准入密闭空间管理程序执行

4.4.2 准入密闭空间管理程序

按照如下程序执行准入密闭空间管理：

(1) 采取必要措施防止未许可人员进入

(2) 劳动者进入前进行危害因素识别和评估

(3) 按如下要求建立和实施安全准入空间进入操作的方法、程序、规范，但不限于此

1) 具体说明准入条件；

2) 给每个准入者或职工代表提供机会观察或检测准入密闭空间危害；

3) 隔离准入密闭空间；

4) 采取净化、通风等措施消除或者控制有害因素；

5) 提供人行道、工具或其他必要的障碍物保护准入者免受入口外来物的伤害；

6) 证明在密闭空间整个准入期内都是安全的。

(4) 为劳动者提供如下设施，保证设施正常运行，并保证劳动者能够正确使用

1) 检测和监测设备符合评估准入条件的要求；

2) 通风设备达到准入的条件要求；

3) 通讯设备符合准入者和监护者进行必要的交流，以保证监护者能监护准入者的生命状态，并能保证监护者向准入者警报必须撤离的信息，以及与准入者进行必要的交流，以监测准入者的状况，并且在发生紧急情况下向准入者发出撤离警报的要求；

4) 个人防护设备符合工作要求和防护目的；

5) 照明良好，保证准入者能够安全工作，紧急情况下能迅速撤离；

6) 设立保护设施，采取净化、通风等措施消除或控制有害因素；

7) 为准入者提供安全进口、出口设备，如梯子；

8) 按应急救援计划的要求提供应急救援设备；

9) 其他必需设备。

(5) 进入操作时按如下顺序依次评估准入条件

1) 在准入开始以前，测定准入密闭空间条件，决定是否具备准入的条

件，除非因为空间很大或者是一个连续系统（如下水道）的一部分，不能隔离这个空间。准入前要尽可能做进入前的检测。如果准入，应当对准入者的作业场所持续监测。

2）必须检测或监测准入密闭空间，以保证在进入操作过程中保持准入的条件。

3）测定空气危害因素时，首先测定氧含量，然后测定可燃气体和蒸气，最后测定有毒气体和蒸气。

4）每个准入者或者职工代表能够阅知进入前和后续检测结果。

5）如果准入者或职工代表有理由认为用人单位以往的评估不恰当，可以要求用人单位对密闭空间进行重新评估；用人单位应当重新评估。

(6) 在进入准入密闭空间操作期间至少要安排1名监护者。

(7) 如果1名监护者要监视多个空间，要制定一些方法和程序来保证监护者能够集中精力对所有准入密闭空间的紧急情况作出应急反应。

(8) 要指定作业负责人在进入操作过程中承担管理职责，明确每个劳动者的职责。用人单位按要求培训作业负责人、准入者、监护者、检测人员等。

(9) 要制定和实施应急救援、呼叫程序，为准入者提供必要的应急救援服务，实施正确的救援，把准入者从密闭空间中救出。

(10) 制定并实施进入前准备程序、进入程序以及使用和取消准入的程序。

(11) 在多个用人单位的劳动者同时进入一个准入密闭空间作业的情况下，制定并实施协调工作程序，保证不同用人单位劳动者的操作不会相互造成影响。

(12) 制定并实施进入操作完成后所必需的终止进入程序（比如关闭准入密闭空间和注销准入）。

(13) 当用人单位认为现有密闭空间管理程序所采取的措施可能不能保护劳动者，应重新评估，并修订程序，以校正所发现的缺陷。

(14) 注销准入后，重新评估许可程序。必要时修订许可程序以确保进入操作的准入者免受准入密闭空间的危害。

## 4.5 转化程序

### 4.5.1 准入密闭空间转化为无需准入密闭空间的程序

(1) 如果准入密闭空间不存在实际或潜在的危害因素，或不进入就能将密闭空间内的所有有害物质消除，准入密闭空间可以转化为无需准入密闭空间。

(2) 依照准入密闭空间管理程序执行时，检测和监督结果证明准入密闭空间各种危害已经完全消除，准入密闭空间应当重新划归无需准入密闭空间。

(3) 用人单位用书面文件证明所有危害因素都已消除，证明文件应当包括日期、密闭空间位置和签署者签名，并保证每个准入者或职工代表能够阅知。

(4) 如果准入密闭空间转化为无需准入密闭空间后，有害因素浓度增加，所有在此空间的劳动者应当立即离开。用人单应当重新评估和决定是否将此空间划入准入密闭空间。

4.5.2 无需准入密闭空间转化为准入密闭空间的程序

当无需准入密闭空间某种有害物质浓度增加时，用人单位应当对此空间重新评估，如有必要，可以将其划入需要准入密闭空间。

## 4.6 承包和分包的要求

4.6.1 委托协议

用人单位委托承包商（或分包商）从事密闭空间工作时，应当签署委托协议。

(1) 用人单位告知承包商（或分包商）工作场所包含密闭空间，要求承包商、分包商制定准入密闭空间管理程序，并保证密闭空间达到本标准的要求后，方可批准进入。

(2) 用人单位评估承包商（或分包商）的能力，包括识别密闭空间职业危害工作的经验。

(3) 用人单位评估承包商（或分包商）是否具有实施保护劳动者预警程序的能力。

(4) 用人单位评估承包商（或分包商）是否制定了与用人单位同等的作业程序。

(5) 在确认具有承包（或分包）能力后，方可签署合同。并在合同书中详细说明有关的密闭空间管理程序，明确双方职责。用人单位有义务进行统一监督管理。

4.6.2 承包商（或分包商）

除遵守用人单位密闭空间的要求外，还应当：

(1) 从用人单位获得所有密闭空间的危害因素资料和进入操作程序文件，作为承包商（或分包商）制定密闭空间管理程序的依据。

(2) 制定与用人单位同等的进入作业程序文件。

# 5 如何建立许可程序

## 5.1 制定有关的书面程序文件

准入前，用人单位应当按建立和实施书面的密闭空间进入操作的方法、程序、规范的要求，将准备准入的控制措施文件化。

## 5.2 作业负责人签署有关文件

进入前，作业负责人应当签署准入证。

## 5.3 准入者及时阅知许可文件

采取各种方法使所有准入者能及时获得完备的准入文件，以保证准入者能确信已经完成进入前的准备工作。

## 5.4 在规定的时间内完成工作

准入时间不能超过完成特定工作所需的时间（按时完成工作，离开现场，避免由于超时作业引起的危害）。

## 5.5 终止进入的条件

当出现以下情况时，作业负责人应当终止进入，并注销准入证：

(1) 准入证上规定的进入作业已经完成。

(2) 在准入密闭空间及其附近发生了准入证上所不允许的情况。

(3) 作业场所及条件发生变化。

## 5.6　注销准入证的保存与修订

用人单位应当在准入证上记录进入作业中遇到的问题，并将注销的准入证至少保存一年，以便重新评估、修订准入密闭空间管理程序时参考。

# 6 准入证

准入证应当按要求文件化并写明：

(1) 准入的密闭空间的名称；

(2) 准入目的；

(3) 准入日期和期限；

(4) 准入者名单；

(5) 监护者名单；

(6) 作业负责人名单；

(7) 准入的密闭空间的职业危害；

(8) 准入条件；

(9) 准入前用于隔离准入密闭空间、消除或控制职业危害的措施；

(10) 准入前及定期检测结果，要求检测者签名并注明所使用的方法；

(11) 能呼叫到的应急救援服务和呼叫方法；

(12) 有保持交流的程序：在进入作业过程中，要制定准入者与监护者、监护者与作业负责人的联络程序；

(13) 按要求提供设备，如个人防护用品、检测设备、交流设备、报警系统、救援设备等；

(14) 其他保证安全的必要信息。

# 密闭空间职业危害的检测、评估和控制技术

# 7 密闭空间职业危害的检测技术

## 7.1 密闭空间对检测技术的要求

7.1.1 对密闭空间检测前的预评估

对密闭空间进行初步调查，判别密闭空间的类型、所要进行的作业、可能产生的职业危害及其来源，初步判定密闭空间可能存在的有害因素。如果是非孤立的密闭空间，应消除或截断密闭空间的危险源，之后方可进行检测。

7.1.2 仪器的选择和准备

7.1.2.1 仪器选择

应符合技术要求，择优选择，考虑经济性。

(1) 检测氧气一般选用电化学式测氧仪；

(2) 检测可燃气体仪器的选择。

1) 空气中不含硫化氢、铅和砷等导致敏感元件中毒（指其敏感度降低）的物质时，可选择催化燃烧式可燃气体检测报警仪，也可选光离子化式、红外式或便携式气相色谱仪等。

2) 空气中含有导致敏感元件中毒的物质时，不得选用催化燃烧式等仪器，可选光离子化式、红外式或便携式气相色谱仪等。

3) 对毒性高的可燃气体，按有毒气体种类选择检测仪器，并注意爆炸性检测。

(3) 有毒气体检测仪器的选择：

1) 一氧化碳（CO）、硫化氢（$H_2S$）、氯气（$Cl_2$）、氨气（$NH_3$）、二氧化硫（$SO_2$）、一氧化氮（NO）和氰化氢（HCN）等，可选用相应的电化学式有毒气体检测报警仪。

2) 混合的多种有毒气体可选用光离子化式仪器或便携式气相色谱仪等。

3) 二氧化碳可选用红外式检测仪。

7.1.2.2 检测前的仪器准备

(1) 仪器检查

1) 检查仪器外观以及启动、显示、报警等是否正常；

2) 检查仪器电源电压是否正常；

3）检查仪器传感器寿命是否到期；

4）检查采样系统的采样泵是否正常，管道有无泄露；

5）检查仪器档案文件是否齐全，包括说明书、合格证、计量检定报告、使用和维护记录等。

（2）调零和标定

使用零气体调零，标准气体标定，顺序是：调零→标定→调零→标定→标定→结束。

1）零气体：指不含被测气体和其他干扰气体的清洁的空气或氮气。一般情况下可使用环境新鲜空气作为零气体。

2）标准气体：氧气浓度为15%（体积比）；可燃气体浓度为10%LEL；有毒气体标准气体浓度为工作场所有害因素接触限值。

3）调零和标定的通气时间要大于仪器的响应时间。

4）调零或标定相邻两个操作的间隔时间为5～10 min，视仪器的恢复时间而定。

5）便携式气相色谱仪的标定，按色谱仪的要求进行。

7.1.3　气体检测

7.1.3.1　检测条件的检查

（1）是否对密闭空间的有害因素进行了预评估，并采取了防范措施；

（2）是否清除和截断了有害气体的释放源；

（3）是否具有可靠的个体防护措施和设备。

7.1.3.2　检测程序

（1）一般情况下按测氧→测爆→测毒的顺序进行检测；

（2）对于毒性高的可燃气体，通过测定毒物浓度，判断其毒性和爆炸性。

有条件的情况下，建议使用能同时检测氧气、可燃气体和有毒气体的复合式仪器。

7.1.3.3　检测方法

（1）一般采用直读式仪器现场检测。

（2）在允许的条件下，也可以采用采样分析法。

（3）密闭空间内的检测点的确定：

1）圆柱形密闭空间，水平直径在8 m以内、纵向高度在8 m以内，检测点距离密闭空间顶部和底部均为1 m，设上、下一组两个检测点；

水平直径在8 m以内、纵向高度在8 m以上的密闭空间，上下两点距顶部和底部为1 m，设上、中、下一组三个检测点；

水平直径在8 m以上，增设一组或多组检测点。一般情况，两个相邻检测点之间的距离不超过 8 m。

2）在有害气体的释放源和空间的死角、拐角部位应增设检测点；这些部位的中心点与增设的检测点之间的距离一般不超过 0.5 m。

3）检测点的设定应考虑可燃气体、有毒气体相对于空气的密度。比空气重的气体，应在密闭空间的底部适当增加检测点，比空气轻的气体，应在密闭空间的上部适当增加检测点。

4）检测点应避免设置在密闭空间的开口通风处，应深入密闭空间开口通风处 1 m 以上，以避免外部气流和内部对流对检测结果的影响。

5）非圆柱形的密闭空间，根据实际情况参照上述规定确定检测点。

6）一般采取非进入检测，当密闭空间较大时，采取边进入边检测的方式，进入速度要根据仪器的响应速度来确定，检测人员要配备防护设备。

7）若所进入密闭空间中的空气是分层，在进入方向和进入两侧 1.2 m 范围内进行检测。

7.1.3.4　检测操作

1）直读式仪器的操作

1）严格按仪器说明书和标准的规定，使用经过检定的检测仪器检测出密闭空间的气体，每个检测点重复 2～3 次，保证检测的准确性。每次检测的通气时间要求大于仪器的响应时间，再读取数据。

2）检测时，若发现检测值严重超限，应立即移开采样头，避免仪器的传感器受损。此时的检测值抄报“超高”。

3）检测时要求做好记录，包括检测点、检测时间、气体种类和检测浓度等。

4）检测时，若检测仪器故障报警，不得记录检测数据。

5）工作人员进入密闭空间工作时，还应按照规程进行监护检测，仪器固定位置或随身携带，仪器自动检测，超限报警。

6）仪器检测结束后，要通入零气体 2～5 min，排除吸附，使其指示值回零。每次检测前要调整仪器零点。

（2）采样分析法操作

1）按上述采样点的设置采样。

2）分析方法按照有关标准（GBZ/T160－2004）进行。

7.1.3.5　检测注意事项

（1）直读式仪器检测时的注意事项：

1）检测时要注意空间环境的影响，包括温度、湿度和粉尘等，要根据影响程度，采用过滤、干燥和降温等措施，排除这些因素的影响。

 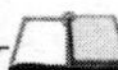

2）要排除其他组分对检测的干扰，根据仪器的干扰特性和被测空间的气体组成，解决干扰问题。

3）每次检测的通气时间和两次检测的间隔时间，要考虑仪器响应时间和恢复时间，还要根据指示稳定和回零的情况而定。

(2) 采样分析法注意事项见相关标准（GBZ/T160）。

7.1.3.6 检测报告

(1) 检测人员根据实测数据和职业卫生的要求出具密闭空间的“气体检验报告”。

(2)“气体检验报告”包括密闭空间的情况简介、检测人员和使用的仪器名称、仪器的标定时间和标准气浓度、检测点的设立和检测时间、检测空间的温度和湿度、检测气体的种类及检测数据和检测结论等内容。

(3) 具体报告格式详见附录B、附录C。

## 7.2 直读式现场检测设备的技术要求

由于密闭空间作业的危害十分复杂，所要求识别、评价有害因素种类多，如氧含量、有毒气体、易燃易爆气体等，而且要求持续监测，因此，对直读设备的技术要求应该是：灵敏、灵活；携带、操作方便；能够远距离采样；可靠、牢固，可适用于各种恶劣环境；可编程，便于直读。

7.2.1 直读式仪器分类

7.2.1.1 测氧仪

(1) 电化学测氧仪；

(2) 便携式气相色谱仪；

(3) 多种气体复合式检测仪。

7.2.1.2 可燃气体检测报警仪（测爆仪）

(1) 催化燃烧式可燃气体检测报警仪；

(2) 红外式可燃气体检测报警仪；

(3) 光离子化（PID）式气体检测仪；

(4) 便携式气相色谱仪；

(5) 多种气体复合式检测仪。

7.2.1.3 有毒气体检测报警仪（测毒仪）

(1) 电化学式有毒气体（一氧化碳、硫化氢、氯气、氨气、二氧化硫、一氧化氮、二氧化氮、氰化氢等）检测报警仪；

(2) 光离子式有毒气体（有机气体）检测报警仪；

(3) 红外式有毒气体检测报警仪；

(4) 便携式气相色谱仪；

(5) 多种气体复合式检测仪。

7.2.2 密闭空间直读式仪器的技术要求

7.2.2.1 一般要求

(1) 符合 GB12358—2005《作业环境气体检测报警仪通用技术要求》的要求；

(2) 符合“本安型”或“隔爆型”的防爆要求；

(3) 仪器的检验证书齐全，包括：质量检验、计量检定、防爆检验和出厂校验等证件。

7.2.2.2 特殊要求

(1) 检验精度和分辨率要求

测氧仪：检测范围在 0～25%时，检测误差≤0.7%（体积比），分辨率≤1%（体积比）；

测爆仪：检测范围在 0～10% LEL 时，检测误差≤10%（相对指示值），分辨率≤1% LEL；

测毒仪：检测范围在 0～允许值时，检测误差≤10%（相对指示值），分辨率≤1 $mg/m^3$。

(2) 要求配备标准气体，其浓度与被测气体的 MAC、STEL 值相等；

(3) 要求仪器采样方式为泵吸式，并配备无吸附的延长采样管；

(4) 要求仪器连续正常工作时间 4 h 以上；

(5) 要求仪器检测有声、光报警功能；

(6) 要求仪器有故障和电源欠压报警功能；

(7) 要求生产厂提供仪器干扰气体的说明，包括干扰气种类和干扰比。

7.2.3 仪器的维护

(1) 直读式仪器要求专人保管和使用，加强维护。

(2) 仪器保存在干燥通风的场所，长期不使用，应注意充电电池的损坏，要妥善处置。

(3) 使用传感器的检测仪器长期不使用，其传感器也会寿终损坏，要注意更换。

(4) 仪器要求有使用和维护记录。

(5) 要按计量仪器的要求定期到计量部门进行计量检定。

# 8　密闭空间职业有害因素的识别和评估方法

在准入前，应对密闭空间可能存在的职业有害因素进行检测、评价，以判定是否具备准入的条件。

## 8.1　评估前的准备工作

在进行危险评估前，应收集所有关于该密闭空间及对将要进行的工作产生影响的有关资料，包括工程绘图、工艺流程、设备、材料、工作计划、图表、影像资料以及有关土壤、水文和地质情况报告等。

如条件允许，应安排对密闭空间进行实地考察，以了解该密闭空间的性质和情况，对安全及健康有影响的事项。

## 8.2　评估的范围

(1) 识别对进入密闭空间作业人员的危害因素；

(2) 识别从事该密闭空间作业现场有关工作人员（如监护者）的危害因素；

(3) 进行这项工作对附近其他人员可能造成的影响；

(4) 现存密闭空间内的物料及物质，其既往用途及将要进行的工作可引起的职业危害；

(5) 附近可能存在的工业装置、工序、操作等对密闭空间作业可能的影响；

(6) 现场作业人员的健康状况的评估。

## 8.3　危险评估的程序

首先应明确评估的目的、范围，按照评价内容，选择适合的评价方法，判定评价指标，给出评价结论，撰写评价报告。

## 8.4 识别内容及方法

8.4.1 密闭空间作业采用的工作方法、设备装置及物料。

8.4.2 缺氧或富氧。

8.4.3 可燃性气体、蒸气、气溶胶及其浓度的测定。

8.4.4 空气污染物的来源、状态及其浓度。

8.4.4.1 来源

(1) 密闭空间本身存在的，或者从淤泥或其他沉积物散发的具有危害性的气体、蒸气或气溶胶的可能性；

(2) 其他渠道可能进入的具有危害性的气体、蒸气或气溶胶的可能性。

8.4.4.2 空气污染物存在的状态

(1) 如果是气溶胶，应了解：

1) 是粉尘、烟还是雾；

2) 其熔点、沸点和蒸气压；

3) 在作业温度下是否明显挥发；

4) 是否具有放射性；

5) 是否为脂溶性，是有机粉尘还是无机粉尘；

6) 分散度的大小；

7) 是否有职业卫生标准；

8) 是否有 IDLH 浓度；

9) 是否可经皮肤吸收；

10) 是否对皮肤致敏；

11) 是否刺激或腐蚀皮肤和眼睛等。

(2) 如果是气体或蒸气，应了解：

1) 是否具有明显气味或刺激性等警示性（参见 GB/T 18664－2002 附录 C)；

2) 是否有职业卫生标准；

3) 是否有 IDLH 浓度；

4) 是否可对皮肤致敏，是否刺激或腐蚀皮肤和眼睛等。

8.4.5 流动的固体或液体涌入的可能性。

8.4.6 劳动者因体温上升而丧失知觉的可能性。

8.4.7 是否存在其他危害因素

通过调查、检查、测定等方法，确定是否存在其他危害因素。如电、机械危害、灼伤、热压、滑落和坠落、塌方、生物因素（鼠疫、血吸虫、蛇

等）等。

8.4.8　入口的大小及数目

（1）入口的大小及数目与所进行的工作及参与的人数是否匹配，并作出个别评估。

（2）在设定容器及大缸的沙井口或出入口时，应要考虑到进入该密闭空间及从该空间进行拯救时的难度。

（3）遇到蜿蜒曲折的入口或出口的情况时，须设有临时开口。

（4）一些特长或特高的密闭空间（如污水渠、渠管、暗渠、小隧道或竖井）的入口的大小应考虑不同的准则。

（5）考虑更改密闭空间的结构，来改善入口。

## 8.5　评估标准

8.5.1　正常时氧含量为18%～22%。

8.5.2　密闭空间空气中可燃性气体或粉尘浓度应低于爆炸下限的10%

对油轮船舶的拆修，以及油箱、油罐的检修，或密闭空间的动火作业时，空气中可燃性气体的浓度应低于爆炸下限的1%。

8.5.3　粉尘或有毒气体的浓度须低于GBZ2所规定的浓度限值要求

当粉尘或有毒气体的浓度高于GBZ2所规定的限值时，虽采取机械通风措施，但有毒气体浓度仍高于GBZ2所规定的要求，或当有害物质浓度大于IDLH浓度或缺氧时，应当按照GB/T18555要求选择和佩戴呼吸性防护用品。

8.5.4　其他有害因素执行相关标准。

## 8.6　判定危害程度

按照下述方法判定危害程度：

（1）如果密闭空间有害环境性质未知，应作为IDLH环境；

（2）如果缺氧，或无法确定是否缺氧，应作为IDLH环境；

（3）如果空气污染物浓度未知、达到或超过IDLH浓度，应作为IDLH环境；

（4）若空气污染物浓度未超过IDLH浓度，应根据国家有关职业卫生标准规定浓度按下式确定危害因数；若同时存在一种以上的空气污染物，应分别计算每种空气污染物的危害因数，取数值最大的作为危害因数。

$$危害因数=\frac{空气污染物浓度}{国家职业卫生标准规定浓度}$$

## 8.7 密闭空间准入的条件

（1）通过检测评估达到了准入标准；

（2）所有准入者、监护者、作业负责人、应急救援服务人员须经培训考试合格；

（3）配备符合要求的通风设备、个人防护用品、检测设备、照明设备、通讯设备、应急救援设备；

（4）携带与密闭空间职业危害相适应的报警装置；

（5）保证密闭空间在整个准入期内始终处于安全卫生受控状态；

（6）为了便于实施非进入救援，无论准入作业者何时进入密闭空间，均应使用吊救或牵拉装备。

## 8.8 评估报告

危害评估的所有重要结果，应当由专业人员记录在评估报告中，并提交给用人单位，作为颁发密闭空间准入证的依据。

评估报告的内容至少包括：

（1）密闭空间的基本情况；

（2）已被识别的危害、程度及其对健康的影响；

（3）需要执行的职业安全卫生预防措施；

（4）准入密闭空间的人员及设备；

（5）劳动者可在密闭空间内的工作期限；

（6）评估结论；

（7）评估人员的签名；

（8）评估日期。

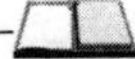

# 9 密闭空间职业危害的控制技术

## 9.1 清除

采取有效措施，清除密闭空间中的污染物。

## 9.2 隔离

(1) 封闭或截断危害性气体或蒸气可能回流进入密闭空间的其他开口和通路，并张贴警示标识。

(2) 采取有效措施防止有害气体、尘埃或泥沙、水等其他自由流动的液体和固体涌入密闭空间。

(3) 将密闭空间与一切不必要的热源隔离。

(4) 设置必要的隔离区域或屏障。

## 9.3 清洗和净化

进入密闭空间作业前，应采取净化等措施，对密闭空间充分清洗，例如水蒸气清洁、惰性气体清洗和强制通风等，以消除或者控制所有存于密闭空间内的职业有害因素。

9.3.1 水蒸气净化

(1) 适于密闭空间内水蒸气挥发性物质的清洁。

(2) 清洁时，应保证有足够的时间彻底清除密闭空间内的有害物质。

(3) 清洁期间，为防止密闭空间内产生危险气压，应给水蒸气和凝结物提供足够的排放口。

(4) 清洁后，应进行充分通风，防止密闭空间因散热和凝结而导致任何“真空”。在准入者进入存在高温的密闭空间前，应将该空间冷却至室温。

(5) 清洗完毕，应将密闭空间内所有剩余液体适当排出或抽走，及时开启进出口以便通风。

(6) 水蒸气清洁过的密闭空间长时间搁置后，应再次进行水蒸气清洁。

(7) 对腐蚀性物质或不易挥发物质，在使用水蒸气清洁之前，应用水或其他适合的溶剂或中和剂反复冲洗，进行预处理。

9.3.2 惰性气体净化

(1) 为防止密闭空间含有易燃气体或易挥发液体在开启时形成有爆炸性的混合物，可用惰性气体（例如氮气或二氧化碳）清洗。

(2) 用惰性气体清洗密闭空间后，在作业者进入或接近前，应当再用新鲜空气通风，并持续检测密闭空间的氧气含量，以保证密闭空间内有足够维持生命的氧气。

## 9.4 通风

(1) 为保证足够的新鲜空气供给，应持续强制性通风。

(2) 通风时应考虑足够的通风量，保证能稀释作业过程中释放出来的危害物质，并满足呼吸供应。

(3) 强制通风时，应把通风管道伸延至密闭空间底部，有效去除比重比空气重的有害气体或蒸气，保持空气流通。

(4) 禁止直接向密闭空间输送氧气，防止空气中氧气浓度过高导致危险。

## 9.5 不同密闭空间的控制要点

9.5.1 钻探、挖掘隧道作业

在进行钻探、挖掘隧道等作业时，用试钻等方法进行预测调查，发现有硫化氢、二氧化碳或甲烷等有害气体逸出时，应先确定处理方法，调整作业方案，再进行作业。

9.5.2 密闭容器内作业

(1) 当作业人员在密闭设备内作业时，一般应打开出入口的门或盖。如果设备与正在抽气或已经处于负压状态的管路相通时，严禁关闭出入口的门或盖。

(2) 氩气、二氧化碳或氦气进行焊接作业

使用氩气、二氧化碳或氦气进行焊接作业，必须在作业过程中通风换气，使氧气浓度保持在18%～22%，或者让作业人员使用隔离式呼吸防护用具。

(3) 在与输送管道连接的密闭设备内作业

当作业人员在与输送管道连接的密闭设备（如油罐、反应塔、贮罐、锅炉等）内部作业时，必须装好盲板，或者严密关闭阀门。输送有害物质的管

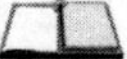

道的阀门应有人看守，或在醒目处设立禁止启动的警示标识。

9.5.3　在通风条件差的作业场所

如地下室、船舱等，配置二氧化碳灭火器时，应将灭火器放置牢固，禁止随便启动，防止二氧化碳意外泄出。建议在放置灭火器的位置设立明显的警示标识。

9.5.4　在特殊作业场所内部作业

当作业人员在特殊作业场所（如冷库、冷藏室或密闭设备等）内部作业时，如果供作业人员出入的门或盖难以从内部打开而又无通讯、报警装置时，严禁关闭门或盖。

# 10 密闭空间职业危害防护用品的选择

## 10.1 防护用品的概念、作用和分类

10.1.1 概念、作用

生产过程中存在的各种危险和有害因素，会伤害劳动者的身体，损害健康，甚至危及生命。因此，应采取技术措施和个体防护措施保障劳动者的安全和健康。个人防护用品是指在劳动者在职业活动中为防御各种职业有害因素伤害人体而穿戴和配备的各种物品的总称。当不能用工程控制措施（如隔离、密闭、通风、替代或技术革新）和管理控制方法（如缩短在有害作业中的工作时间）控制职业危害时，必须佩戴个人使用的职业危害防护用品。

10.1.2 职业危害防护用品的分类

我国《劳动防护用品分类与代码》兼顾防护功能和材料分类原则，将防护用品分为九大类：

10.1.2.1 头部防护用品

为了防御头部不受外来物体打击和其他危害而配备的个人防护装备。主要有防护帽、防尘帽、防水帽、防寒帽、安全帽、防静电帽、防高温帽、防电磁辐射帽、防昆虫帽。

10.1.2.2 呼吸器官防护用品

为防御有害气体、蒸气、粉尘、烟、雾经呼吸道吸入，或直接向使用者提供氧或清净空气，保证粉尘、毒物污染或者缺氧环境中劳动者能正常呼吸的防护用具。

呼吸器官防护用品分为口罩（包括密闭型口罩、宽松式口罩）、空气净化呼吸器（通过滤料净化）、供气呼吸器和联合装置（净化兼供气两种装置）。

10.1.2.3 眼面部防护用品

预防烟雾、粉尘、金属火花和飞屑、热、电磁辐射、激光、化学飞溅等伤害眼睛或面部的个人防护用品称为眼面部防护用品。

根据防护功能，分为防尘、防冲击、防高温、防电磁辐射、防射线、防化学飞溅、防风沙、防强光9类。

目前我国生产和使用比较普遍的有三种类型，即焊接护目镜和面罩、炉

窖护目镜和面罩、防冲击眼护具。

10.1.2.4　听觉器官防护用品

能够防止过量的声能侵入外耳道，使人耳避免噪声的过度刺激，减少听力损失，预防由噪声对人身引起的不良影响的个体防护用品，称为听觉器官防护用品。听觉器官防护用品主要有耳塞、耳罩和防噪声头盔三大类。

10.1.2.5　手部防护用品

具有保护手和手臂的功能，供作业者劳动时戴用的手套称为手部防护用品。

手部防护用品按防护功能分为12类，即一般防护手套、防水手套、防寒手套、防毒手套、防静电手套、防高温手套、防X射线手套、防酸碱手套、防油手套、防震手套、防切割手套、绝缘手套。每类按材料又能分为许多种。

10.1.2.6　足部防护用品

足部防护用品是防止职业活动中有害物质和能量损害劳动者足部的护具，通常人们称为劳动防护鞋。

足部防护用品按照防护功能分为防尘鞋、防水鞋、防寒鞋、防冲击鞋、防静电鞋、防高温鞋、防酸碱鞋、防油鞋、防烫鞋、防滑鞋、防穿刺鞋、电绝缘鞋、防震鞋13类，每类鞋根据材料又能分为许多种。

10.1.2.7　躯干防护用品

又称防护服。根据防护功能，防护服一般分为防护服、防水服、防寒服、防砸背心、防毒服、阻燃服、防静电服、防高温服、防电磁辐射服、耐酸碱服、防油服、水上救生衣、防昆虫服、防风沙服14类。每类根据材料又可分为许多种。

10.1.2.8　护肤用品

护肤用品用于防止皮肤（主要是面、手等外露部分）免受化学、物理等因素的危害。

按照防护功能，护肤用品分为防毒、防腐、防射线、防油漆及其他类。

10.1.2.9　防坠落用品

防坠落用品是防止人体从高处坠落，通过绳带，将高处作业者的身体系接于固定物体上，或在作业场所的边沿下方张网，以防不慎坠落，这类用品主要有安全带和安全网。

安全带按使用方式分为围杆安全带、悬挂攀登安全带。

安全网分为立网和平网。

我国现行“特种劳动防护用品安全生产许可证”的产品共20种（见表4）：

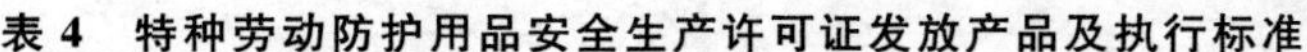

**表 4 特种劳动防护用品安全生产许可证发放产品及执行标准**

| 序号 | 产品名称 | 执 行 标 准 |
|---|---|---|
| 1 | 安全帽 | GB2811－1989 安全帽<br>GB2812－1989 安全帽实验方法 |
| 2 | 过滤式防毒面具面罩 | GB2890－1995 过滤式防毒面具通用技术条件<br>GB/T2891－1995 过滤式防毒面具性能实验方法 |
| 3 | 过滤式防毒面具滤毒罐（盒） | GB2890－1995 过滤式防毒面具通用技术条件<br>GB/T2892－1995 过滤式防毒面具滤毒罐性能实验方法 |
| 4 | 安全带 | GB6095－1985 安全带<br>GB6096－1985 安全带试验方法 |
| 5 | 电焊面罩 | GB3609.1－1994 焊接护目镜和面罩<br>GB/T3609.2－1983 焊接护目镜和面罩非光学测试方法 |
| 6 | 焊接护目镜 | GB3609.1－1994 焊接护目镜和面罩<br>GB/T3609.3－1983 焊接护目镜光学性能试验方法 |
| 7 | 防静电鞋和导电鞋 | GB4385－1995 防静电鞋、导电鞋技术要求<br>GB4386－1984 防静电胶底鞋、导电胶底鞋电阻值测量方法 |
| 8 | 阻燃防护服 | GB8965－1998 阻燃防护服<br>GB5455－1985 纺织织物－阻燃性能测定－垂直法 |
| 9 | 安全网 | GB5725－1997 安全网<br>GB16909－1997 密目式安全立网<br>GB5726－1985 安全网力学性能试验方法 |
| 10 | 防冲击眼护具 | GB5890－1986 防冲击眼护具<br>GB/5891－1986 防冲击眼护具试验方法 |
| 11 | 胶面防砸安全靴 | GB7054－1986 胶面防砸安全靴 |
| 12 | 防酸工作服 | GB12012－1989 防酸工作服<br>GB/12013－1989 防酸工作服性能试验方法 |
| 13 | 防静电工作服 | GB12014－1989 防静电工作服 |
| 14 | 耐酸碱皮鞋 | GB12018－1989 耐酸碱皮鞋 |
| 15 | 耐酸碱胶靴 | GB12019－1989 耐酸碱胶靴 |

续表 4

| 序号 | 产品名称 | 执行标准 |
| --- | --- | --- |
| 16 | 耐酸碱塑料模压靴 | GB12020—1989 耐酸碱塑料模压靴 |
| 17 | 绝缘鞋 | GB12011—2000 电绝缘鞋通用技术条件 |
| 18 | 防刺穿鞋 | GB12017—1989 防刺穿鞋的抗刺穿技术条件及试验方法 |
| 19 | 防尘口罩 | LD—1992 防尘口罩<br>GB/T2626—1992 自吸过滤式防尘口罩通用技术条件 |
| 20 | 保护足趾安全鞋（靴） | LD50—1994 保护足趾安全鞋（靴） |

## 10.2 劳动防护用品的选用原则

劳动防护用品品种繁多，涉及面广，正确选用是保证生产者的安全与健康的前提。1989 年我国颁布了《劳动防护用品选用规则》国家标准（GB11651—89），为选用个人防护用品提供了依据。个人防护用品的选用应遵循的原则是：根据工作环境和性质来确定作业类别，选用个人防护用品（见表 5）。

**表 5 根据作业类别选用个人防护用品**

| 作业类别名称 | 不可使用的护品 | 必须使用的护品 | 可考虑使用的护品 |
| --- | --- | --- | --- |
| A01 易燃易爆场所作业（如火工材料、易挥发、易燃液体及化学品、可燃性气体） | 的确凉、尼龙等着火焦结的衣物，聚氯乙烯塑料鞋，底面钉铁件的鞋 | 棉布工作服、防静电工作服、防静电鞋 | — |
| A02 可燃性粉尘场所作业（如铝镁粉、可燃性化学物粉尘等） | 的确凉、尼龙等着火焦结的衣物，聚氯乙烯塑料鞋，底面钉铁件的鞋 | 棉布工作服、防毒口罩 | 防静电工作服、防静电鞋 |
| A03 高温作业（如熔炼、浇铸、热轧、锻造、炉窑） | 的确凉、尼龙等着火焦结的衣物，聚氯乙烯塑料鞋 | 白矾布类隔热、耐高温鞋，防强光、紫外线、红外线护目镜或面罩、安全帽等 | 镀反射膜隔热服、披肩、帽、鞋罩、围裙、套袖等 |

续表 5

| 作业类别名称 | 不可使用的护品 | 必须使用的护品 | 可考虑使用的护品 |
|---|---|---|---|
| A04 低温作业（如冰库） | 底面钉铁件的鞋 | 防寒服、防寒手套、防寒鞋 | 防寒帽、防滑鞋 |
| A05 低压带电作业（如低压设备或低压线路带电维修） | — | 绝缘手套、绝缘鞋 | 安全帽、防异物伤害护目镜 |
| A06 高压带电作业（如高压设备或高压线路带电维修） | — | 绝缘手套、绝缘鞋、防异物伤害护目镜 | 防异物伤害护目镜、等电位工作服 |
| A07 吸入性气相毒物作业（如氯乙烯、氯气、一氧化碳、光气、硫化氢、汞等） | — | 防毒口罩 | 有相应滤毒罐的防毒面罩、空气呼吸器 |
| A08 吸入性气溶胶毒物作业（如铝、铬、铍、锰、镉等有毒金属及其化合物的烟雾和粉尘）、高毒农药气溶胶、沥青烟雾、矽尘、石棉尘及其有害物的动（植）物性粉尘 | — | 防毒口罩、防尘口罩、护发帽 | 防化学液眼镜、有相应滤毒罐的防毒面罩、防毒工作服、防毒手套 |
| A09 沾染性毒物作业（如有机磷农药、有机汞化合物、苯和苯的三硝基化合物、苯胺、酚、氯、联苯、放射性物质） | — | 防化学液眼镜、防毒口罩、防毒工作服、防毒手套、防护帽 | 有相应滤毒罐的防毒面罩、空气呼吸器、护肤剂 |
| A10 生物性毒物作业（如有毒性动植物养殖、生物毒素培养制剂、带菌或含有生物毒素的制品加工处理、腐烂物品处理、防疫检验） | — | 防毒口罩、防毒工作服、防毒手套、防护帽、防异物伤害护目镜 | 有相应滤毒罐的防毒面具、护肤剂 |

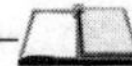

续表 5

| 作业类别名称 | 不可使用的护品 | 必须使用的护品 | 可考虑使用的护品 |
|---|---|---|---|
| A11 腐蚀性作业（如溴、硫酸、硝酸、氢氟酸、液体强碱、重铬酸钾、高锰酸钾） | — | 防化学液眼镜、防毒口罩、防酸碱工作服、耐酸碱手套、耐酸碱鞋、护发帽 | 空气呼吸器 |
| A12 易污作业（如碳黑、染色、油漆、有关的卫生工作） | — | 防尘口罩、护发帽、一般工作服、披肩、头罩、鞋罩、围裙、套袖 | 护肤剂 |
| A13 恶味作业（如熬胶、恶臭物质处理与加工） | — | 一般工作服 | 空气呼吸器、护肤剂、护发帽 |
| A14 密闭场所作业（如密闭的罐体、房仓、孔道或排水系统、窑炉、存放耗氧器具或生物体进行耗氧过程的密闭空间） | — | 空气呼吸器 | — |
| A15 噪声作业（如风钻、风机、气锤、铆接、冷作敲打等） | — | — | 耳塞、耳罩 |
| A16 强光作业（如弧光、电弧光、炉窑） | — | 防强光、紫外线、红外线护目镜或面罩 | — |
| A17 激光作业（如激光加工金属、激光焊接、激光测量、激光通讯、激光医疗） | — | 防激光护目镜 | — |
| A18 荧光作业（如电脑操作、电视机调试） | — | — | 护目镜、防低能辐射服 |

续表 5

| 作业类别名称 | 不可使用的护品 | 必须使用的护品 | 可考虑使用的护品 |
| --- | --- | --- | --- |
| A19 微波作业（如微波机调试、微波发射、微波加工与利用） | — | — | 防微波服、防微波护目镜 |
| A20 射线作业（如放射性矿物开采、选矿、冶炼、加工、核废料或核事故处理、放射性物质使用、X 射线检测） | — | 防射线护目镜、防射线服 | — |
| A21 高处作业（如建筑安装、架线、高崖作业、高楼清洗悬吊、货物堆垒） | 底面钉铁件的鞋 | 安全帽、安全带 | 防滑工作鞋 |
| A22 存在物体坠落、撞击的作业（如建筑安装、冶金、采矿、钻探、造船、起重、森林采伐） | — | 安全帽、防滑工作鞋 | — |
| A23 有碎屑飞溅的作业（如破碎、锤击、铸件切削、砂轮打磨、高压流体清洗） | — | 防异物伤害护目镜、一般工作服 | — |
| A24 操纵转动机械（如机床传动机械及传动带） | — | 手套 | 护发帽、防异物伤害护目镜 |
| A25 人工搬运（如人力抬、扛、推搬移） | 底面钉铁件的鞋 | 防滑手套 | 安全帽、防滑工作鞋、防砸安全鞋 |
| A26 接触使用锋利器具（如金属加工、打毛清边、玻璃装配与加工） | — | 一般工作服 | 防割手套、防砸安全鞋、防刺穿鞋 |
| A27 地面存在尖利器物的作业（如森林作业、建筑工地 ） | — | 防刺穿鞋 | — |

续表 5

| 作业类别名称 | 不可使用的护品 | 必须使用的护品 | 可考虑使用的护品 |
|---|---|---|---|
| A28 手持振动机械作业（如风钻、风铲、油锯） | — | 减震手套 | — |
| A29 全身震动的作业 | — | 减震鞋 | — |
| A30 野外作业（如地质勘探、森林采伐、大地测量） | — | 防水工作服（包括防水鞋） | 防寒服、防寒手套、防寒鞋、防寒帽、防异物伤害护目镜、防滑工作鞋 |
| A31 水上作业（如船台、水上平台作业、水上装卸运输、木材水运、水产养殖与捕捞） | — | 防滑工作鞋、救生衣（圈） | 安全带、水上工作服 |
| A32 涉水作业（如矿山、隧道、水力采掘、地质钻探、下水工程、污水处理） | — | 防水服、防水鞋 | — |
| A33 潜水作业（如水下采集救捞、水下养殖、水下勘察、水下建造焊接与切割） | — | 潜水服 | — |
| A34 地下挖掘建筑作业（如井下采掘运输、地下开拓建筑安装） | — | 安全帽 | 防尘口罩、耳塞、减震手套、防砸安全鞋、防水服、防水鞋 |
| A35 车辆驾驶 | — | 一般工作服 | 防强光护目镜、防异物伤害护目镜、防冲击安全头盔 |
| A36 铲、装、推吊机械操纵（如铲机、推土机、装载机、天车、龙门吊、塔吊、单臂起重机） | — | 一般工作服 | 防尘口罩、防水工作服、防异物护目镜 |

续表 5

| 作业类别名称 | 不可使用的护品 | 必须使用的护品 | 可考虑使用的护品 |
| --- | --- | --- | --- |
| A37 一般作业（如自动化控制、精细装备与加工、缝纫工作台上手工胶合与包装） | — | 一般工作服 | — |
| A38 其他作业 | — | 一般工作服 | — |

## 10.3 密闭空间如何选择个人防护用品

### 10.3.1 头部防护

佩戴安全帽，适用于：

(1) 环境存在物体坠落的危险；

(2) 环境存在物体击打的危险。

### 10.3.2 坠落防护

系好安全带，适用于：

(1) 需要登高时（2 m 以上）；

(2) 有跌落的危险时。

### 10.3.3 眼睛防护

佩戴防护眼镜、眼罩或面罩，适用于：

(1) 存在粉尘、气体、蒸气、雾、烟或飞屑刺激眼睛或面部时，佩戴安全眼镜、防化学物眼罩或面罩（需整体考虑眼睛和面部同时防护的需求）；

(2) 焊接作业时，佩戴焊接防护镜和面罩。

### 10.3.4 手部防护

佩戴防切割、防腐蚀、防渗透、隔热、绝缘、保温、防滑等手套，适用于：

(1) 可能接触尖锐物体或粗糙表面时，防切割；

(2) 可能接触化学品时，选用防化学腐蚀、防化学渗透的防护用品；

(3) 可能接触高温或低温表面时，做好隔热防护；

(4) 可能接触带电体时，选用绝缘防护用品。

### 10.3.5 足部防护

佩戴防砸、防腐蚀、防渗透、防滑、防火花的保护鞋，适用于：

（1）可能发生物体砸落的地方，要穿防砸保护的鞋；

（2）可能接触化学液体的作业环境要防化学液体；

（3）注意在特定的环境穿防滑或绝缘或防火花的鞋；

（4）可能接触油滑或湿滑表面时，选用防滑的防护用品，如防滑鞋等。

10.3.6　防护服

保温、防水、防化学腐蚀、阻燃、防静电、防射线等，适用于：

（1）高温或低温作业要能保温；

（2）潮湿或浸水环境要能防水；

（3）可能接触化学液体要具有化学防护作用；

（4）在特殊环境注意阻燃、防静电、防射线等。

10.3.7　听力防护

根据《工业企业职工听力保护规范》选用护耳器；提供适宜的通讯设备。

10.3.8　呼吸防护

根据 GB/T 18664—2002《呼吸防护用品的选择、使用与维护》选用。要考虑是否缺氧、是否有易燃易爆气体、是否存在空气污染、种类、特点及其浓度等因素之后，选择适宜的呼吸防护用品。

## 10.4　密闭空间呼吸防护用品的选择

10.4.1　根据危害程度选择呼吸防护用品

10.4.1.1　IDLH 环境的防护

适用于 IDLH 的呼吸防护用品是：

（1）配全面罩的正压式 SCBA；

（2）在配备适合的辅助逃生性呼吸防护用品前提下，配全面罩或送气头罩的正压供气式呼吸防护用品。

辅助逃生型呼吸防护用品应适合 IDLH 环境性质。例如：在有害环境性质未知，是否缺氧未知及缺氧环境下，选择的辅助逃生型呼吸防护用品应为携气式，不允许使用过滤式；在不缺氧，但空气污染物浓度超过 IDLH 浓度的环境下，选择的辅助逃生呼吸防护用品可以是过滤式，但应适合该空气污染物种类及其浓度水平。

10.4.1.2　非 IDLH 环境的防护

应选择 APF（指定防护因数）大于危害因数的呼吸防护用品。各类呼吸防护用品的 APF 见表 6。

表 6 各类呼吸防护用品的 APF

| 呼吸防护用品 | 面罩类型 | 正压式 | 负压式 |
|---|---|---|---|
| 自吸过滤式 | 半面罩 | 不适用 | 10 |
| | 全面罩 | | 100 |
| 送风过滤式 | 半面罩 | 50 | 不适用 |
| | 全面罩 | ＞200～＜1000 | |
| | 开放型面罩 | 25 | |
| | 送气头罩 | ＞200～＜1000 | |
| 供气式 | 半面罩 | 50 | 10 |
| | 全面罩 | 1000 | 100 |
| | 开放型面罩 | 25 | 不适用 |
| | 送气头罩 | 1000 | |
| 携气式 | 半面罩 | ＞1000 | 10 |
| | 全面罩 | | 100 |

10.4.2 根据空气污染物种类选择呼吸防护用品

10.4.2.1 颗粒物的防护

可选择隔绝式或过滤式呼吸防护用品（见表 7）。若选择过滤式，应注意以下几点：

（1）防尘口罩不适合挥发性颗粒物的防护，应选择能够同时过滤颗粒物及其挥发气体的呼吸防护用品；

（2）应根据颗粒物的分散度选择适合的防尘口罩；

（3）若颗粒物为液态或具油性，应选择有适合过滤元件的呼吸防护用品；

（4）若颗粒物具有放射性，应选择过滤效率为最高等级的防尘口罩。

10.4.2.2 有毒气体和蒸气的防护

可选择隔绝式或过滤式呼吸防护用品（见表 7）。若选择过滤式，应注意以下几点：

（1）应根据有毒气体和蒸气种类选择适用的过滤元件，对现行标准中未包括的过滤元件种类，应根据呼吸防护用品生产者提供的使用说明选择；

（2）对于没有警示性或警示性很差的有毒气体或蒸气，应优先选择有失效指示器的呼吸防护用品或隔绝式呼吸防护用品。

10.4.2.3 颗粒物、有毒气体或蒸气同时防护

可选择隔绝式或过滤式呼吸防护用品（见表 7）。若选择过滤式，应选择有效过滤元件或过滤元件组合。

**表 7 根据有害环境选择呼吸防护用品**

| 有害环境 | | | 适用的呼吸防护用品种类 | | | | | | | | | | | | | | | | | | | | | | | |
|---|---|---|---|---|---|---|---|---|---|---|---|---|---|---|---|---|---|---|---|---|---|---|---|---|---|---|
| | | | 隔绝式 | | | | | | | | | 过滤式 | | | | | | | | | | | | | | |
| | | | 携气式 | | | | 供气式 | | | | | 送风过滤式 | | | | | | | | | 自吸过滤式 | | | | | |
| | | | 正压式 | | 负压式 | | 正压式 | | | 负压式 | | 防毒 | | | 防尘 | | | 防尘防毒 | | | 防毒 | | 防尘 | | 防尘防毒 | |
| | | | H | F | H | F | H | T | L | H | F | H | T | L | H | T | L | H | T | L | H | F | H | F | H | F |
| 氧气浓度未知 | | | | √ | | | | | | | | | | | | | | | | | | | | | | |
| 缺氧：氧气浓度<18% | | | | √ | | | | | | | | | | | | | | | | | | | | | | |
| 空气污染物和浓度未知 | | | | √ | | | | | | | | | | | | | | | | | | | | | | |
| 不缺氧且空气污染物浓度已知 | IDLH 环境 | | | √ | | | | ⊙ | | | | | | | | | | | | | | | | | | |
| | 空气污染物为有毒气体和蒸气 | 危害因数 <10 | √ | √ | √ | √ | √ | √ | √ | √ | √ | √ | √ | √ | | | | √ | √ | √ | √ | √ | | | √ | √ |
| | | <25 | √ | √ | | √ | √ | √ | √ | | √ | √ | √ | √ | | | | √ | √ | √ | | √ | | | | √ |
| | | <50 | √ | √ | | √ | √ | √ | | | √ | √ | √ | | | | | √ | √ | | | √ | | | | √ |
| | | <100 | √ | √ | | √ | | √ | | | √ | | √ | | | | | | √ | | | √ | | | | √ |
| | | <1000 | √ | √ | | | | √ | | | | | √ | | | | | | √ | | | √ | | | | √ |
| | | >1000 | √ | √ | | | | | | | | | | | | | | | | | | | | | | |
| | 空气污染物为颗粒物 | <10 | √ | √ | √ | √ | √ | √ | √ | √ | √ | | | | √ | √ | √ | √ | √ | √ | | | √ | √ | √ | √ |
| | | <25 | √ | √ | | √ | √ | √ | √ | | √ | | | | √ | √ | √ | √ | √ | √ | | | | √ | | √ |
| | | <50 | √ | √ | | √ | √ | √ | | | √ | | | | √ | √ | | √ | √ | | | | | √ | | √ |
| | | <100 | √ | √ | | √ | | √ | | | √ | | | | | √ | | | √ | | | | | √ | | √ |
| | | <1000 | √ | √ | | | | √ | | | | | | | | √ | | | √ | | | | | | | |
| | | >1000 | √ | √ | | | | | | | | | | | | | | | | | | | | | | |
| | 空气污染物为有毒气体、蒸气和颗粒物 | <10 | √ | √ | √ | √ | √ | √ | √ | √ | √ | | | | | | | √ | √ | √ | | | | | √ | √ |
| | | <25 | √ | √ | | √ | √ | √ | √ | | √ | | | | | | | √ | √ | √ | | | | | | √ |
| | | <50 | √ | √ | | √ | √ | √ | | | √ | | | | | | | √ | √ | | | | | | | √ |
| | | <100 | √ | √ | | √ | | √ | | | √ | | | | | | | | √ | | | | | | | √ |
| | | <1000 | √ | √ | | | | √ | | | | | | | | | | | √ | | | | | | | |
| | | >1000 | √ | √ | | | | | | | | | | | | | | | | | | | | | | |

注 1：√表示允许选用；⊙表示在符合逃生型呼吸防护用品规定情况下允许使用。

注 2：H 表示半面罩；F 表示全面罩；T 表示全面罩和送气头罩；L 表示开放型面罩。

10.4.3 根据作业状况选择

在符合有害环境选择规定的基础上，还应考虑作业状况的不同特点：

（1）若空气污染物同时刺激眼睛或皮肤，或可经皮肤吸收，或对皮肤有腐蚀性，应选择全面罩，并取防护措施保护其他裸露皮肤；选择的呼吸防护用品应与其他个人防护用品相兼容；

（2）若作业中存在可以预见的紧急危险情况，应根据危险的性质选择适用的逃生型呼吸防护用品；

（3）若有害环境为爆炸性环境，选择的呼吸防护用品应符合GB3836.1、GB3836.2、GB3836.4的规定；若选择SCBA，应选择空气呼吸器，不允许选择氧气呼吸器；

（4）若选择供气式呼吸防护用品，应注意作业地点与气源之间的距离、空气导管对现场其他作业人员的妨碍、供气管路被损坏或被切断等问题，并采取可能的预防措施；

（5）若现场存在高温、低温或高湿，或存在有机溶剂及其他腐蚀性物质，应选择耐高温、耐低温或耐腐蚀性的呼吸防护用品，或选择能调节温度、湿度的供气式呼吸防护用品；

（6）若作业强度较大，或作业时间较长，应选择呼吸负荷较低的呼吸防护用品，如供气式或送风过滤式呼吸防护用品；

（7）若有清楚视觉的需求，应选择视野较好的呼吸防护用品；

（8）若有语言交流的需求，应选择有适宜通话功能的呼吸防护用品。

10.4.4 根据作业人员选择呼吸防护用品

10.4.4.1 头面部特征

选用半面罩或全面罩时应注意：

（1）呼吸防护用品生产者或经销者能向使用者提供适合性检验；

（2）胡须或过长的头发会影响面罩与面部之间的密合性，使用者应预先刮净胡须，避免将头发夹在面罩与面部皮肤之间；

（3）应考虑使用者面部特征，若因疤痕、凹陷的太阳穴、非常突出的颧骨、皮肤褶皱、鼻畸形等影响面部与面罩的密合时，应选择与面部特征无关的面罩。

10.4.4.2 舒适性

应评价作业环境，确定作业人员是否将承受物理因素（如高温）的不良影响，选择能够减轻这种不良影响，佩戴舒适的防护用品，如选择有降温功能的供气式呼吸防护用品。

10.4.4.3 视力矫正

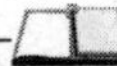

视力矫正眼镜不应影响呼吸防护用品与面部的密合性。若呼吸防护用品提供使用矫正镜片的结构部件，应选用适合的视力矫正镜片，并按照说明书要求操作使用。

10.4.4.4　不适合使用呼吸防护用品的身体状况

对有心肺系统病史、对狭小空间和呼吸负荷存在严重心理应激反应的人员，应考虑其使用呼吸防护用品的能力。

10.4.5　呼吸防护用品的使用

10.4.5.1　一般原则

（1）任何呼吸防护用品的防护功能都是有限的，应让使用者了解所使用的呼吸防护用品的局限性。

（2）使用任何一种呼吸防护用品都应仔细阅读产品使用说明，并严格按要求使用。

（3）应向所有使用人员提供呼吸防护用品使用方法培训。在必须配备逃生型呼吸防护用品的作业场所内的有关作业人员和其他进入人员，应接受逃生型呼吸防护用品使用方法培训。SCBA 应限于受过专门培训的人员使用。

（4）使用前应检查呼吸防护用品的完整性、过滤元件的适用性、电池电量、气瓶储气量等，消除不符合有关规定的现象后才允许使用。

（5）进入有害环境前，应先佩戴好呼吸防护用品。对于密合型面罩，使用者应做佩戴气密性检查，以确认密合。

（6）在有害环境作业的人员应始终佩戴呼吸防护用品。

（7）不允许单独使用逃生型呼吸防护用品进入有害环境，只允许从中离开。

（8）当使用中感到异味、咳嗽、刺激、恶心等不适症状时，应立即离开有害环境，并应检查呼吸防护用品，确定并排除故障后方可重新进入有害环境；若无故障存在，应更换有效的过滤元件。

（9）若呼吸防护用品同时使用数个过滤元件，如双过滤盒，应同时更换。

（10）若新过滤元件在某种场合迅速失效，应重新评价所选过滤元件的适用性。

（11）除通用部件外，在未得到呼吸防护用品生产者认可的前提下，不应将不同品牌的呼吸防护用部件拼装或组合使用。

（12）应对所有使用呼吸防护用品的人员进行定期体检，定期评价其使用呼吸防护用品的能力。

10.4.5.2　IDLH 环境下呼吸防护用品的使用

（1）在缺氧危险作业中使用呼吸防护用品应符合 GB8958 规定。

（2）在空间允许的条件下，应尽可能由两人同时进入IDLH环境作业，并应配安全带和救生索；在IDLH区域外应至少留一人与进入人员保持有效联系，并应配备救生和急救设备。

10.4.5.3 低温环境下呼吸防护用品的使用

（1）全面罩镜片应具有防雾或防霜的能力。

（2）供气式呼吸防护用品或SCBA使用的压缩空气或氧气应干燥。

（3）使用SCBA的人员应了解低温环境下的操作注意事项。

10.4.5.4 过滤式呼吸防护用品过滤元件的更换

（1）防尘过滤元件的更换

防尘过滤元件的使用寿命受颗粒物浓度、使用者呼吸频率、过滤元件规格及环境条件的影响。随颗粒物在过滤元件上的富集，呼吸阻力将逐渐增加以致不能使用。当下述情况出现时，应更换过滤元件：

1）使用自吸过滤式呼吸防护用品人员感觉呼吸阻力明显增加时；

2）使用电动送风过滤式防尘呼吸防护用品人员确认电池电量正常，而送风量低于生产者规定的最低限值时；

3）使用手动送风过滤式防尘呼吸防护用品人员感觉送风阻力明显增加时。

（2）防毒过滤元件的更换

防毒过滤元件的使用寿命受空气污染物种类及其浓度、使用者呼吸频率、环境温度和湿度条件等因素影响。一般按照下述方法确定防毒过滤元件的更换时间：

1）当使用者感觉空气污染物味道或刺激性时，应立即更换（利用空气污染物气味或刺激性判断过滤元件失效具有局限性）；

2）对于常规作业，建议根据经验、实验数据或其他客观方法，确定过滤元件更换时间表，定期更换；

3）每次使用后记录使用时间，帮助确定更换时间；

4）普通有机气体过滤元件对低沸点有机化合物的使用寿命通常会缩短，每次使用后应及时更换；对于其他有机化合物的防护，若两次使用时间相隔数日或数周，重新使用时也应考虑更换。

10.4.5.5 供气式呼吸防护用品的使用

（1）使用前应检查供气气源质量，气源不应缺氧，空气污染物浓度不应超过国家有关的职业卫生标准或有关的供气空气质量标准。

（2）供气管接头不允许与作业场所其他气体导管接头通用。

（3）应避免供气管与作业现场其他移动物体相互干扰，不允许碾压供气管。

10.4.6 呼吸防护用品的维护

10.4.6.1 呼吸防护用品的检查与保养

（1）应按照呼吸防护用品使用说明书中有关内容和要求，由受过培训的人员实施检查和维护，对使用说明书未包括的内容，应向生产者或经销者咨询。

（2）应对呼吸防护用品作定期检查和维护。

（3）SCBA使用后应立即更换用完的或部分使用的气瓶或呼吸气体发生器，并更换其他过滤部件，更换气瓶时不允许将空气瓶和氧气瓶互换。

（4）应按国家有关规定，在具有相应压力容器检测资格的机构定期检测空气瓶或氧气瓶。

（5）应使用专用润滑剂润滑高压空气或氧气设备。

（6）不允许使用者自行重新装填过滤式呼吸防护用品滤毒罐或滤毒盒内的吸附过滤材料，也不允许采取任何方法自行延长已经失效的过滤元件的使用寿命。

10.4.6.2 呼吸防护用品的清洁与消毒

（1）个人专用的呼吸防护用品应定期清洗和消毒，非个人专用的每次使用后都应清洗和消毒。

（2）不允许清洗过滤元件。对可更换过滤元件的过滤式呼吸防护用品，清洗前应将过滤元件取下。

（3）清洗面罩时，应按使用说明书要求拆卸有关部件，使用软毛刷在温水中清洗，或在温水中加入适量中性洗涤剂清洗，清水冲洗干净后在清洁场所避日风干。

（4）若需使用广谱消毒剂消毒，在选用消毒剂时，特别是需要预防特殊病菌传播的情形，应先咨询呼吸防护用品生产者和工业卫生专家。应特别注意消毒剂生产者的使用说明，如稀释比例、温度和消毒时间等。

10.4.6.3 呼吸防护用品的储存

（1）呼吸防护用品应保存在清洁、干燥、无油污、无阳光直射和无腐蚀性气体的地方。

（2）若呼吸防护用品不经常使用，建议将呼吸防护用品放入密封袋内储存。储存时应避免面罩变形。

（3）防毒过滤元件不应敞口储存。

（4）所有紧急情况和救援使用的呼吸防护用品应保持待用状态，并置于适宜储存、便于管理、取用方便的地方，不得随意变更存放地点。

10.4.7 如何进行呼吸防护用品使用的培训

(1) 有害环境的性质与危害程度，作业场所存在的空气污染物种类、性质及其对人体的危害；

(2) 在作业场所采取的工程措施及其效果；

(3) 作业人员呼吸保护的必要性；

(4) 关于使用呼吸防护用品的法律法规；

(5) 选择特定功能或特定种类呼吸防护用品的原因；

(6) 所选呼吸防护用品的功能、佩戴使用方法及其局限性；

(7) 密合型面罩佩戴气密性的重要性和检查方法；

(8) 呼吸防护用品或过滤元件更换时机的判定和更换方法；

(9) 呼吸防护用品的检查、维护和储存方法；

(10) 出现紧急情况时的处理方法，及简单呼吸防护用品的使用。

10.4.8 IDLH

立即威胁生命或健康浓度 (immediately dangerous to life or health concentrations, IDLHs) 是由美国国家职业安全卫生研究所 (NIOSH) 在20世纪70年代中期制定的，于1994年进行了修订并发布了与修订工作相关的文件。我国在2002年发布的《呼吸防护用品的选择、使用与维护》 (GB/T18664—2002) 中首次引入IDLH概念，并明确提出IDLH环境的判定标准和防护配置。笔者在起草《密闭空间职业危害防护规范》中也认识到IDLH环境的危险性并再次引用美国职业安全卫生局 (OSHA) 关于IDLH的概念，但是美国有关IDLHs概念的提出、制定、修订背景及标准和应用还不被我国熟知，本文就此进行系统介绍，提高对IDLH环境的认识，推动IDLH在我国的应用。

10.4.8.1 美国IDLHs的制定背景

(1) 立即威胁生命或健康条件的概念来源

在立即对生命或健康产生威胁的工作场所使用呼吸器来保护劳动者的健康的讨论，可以回溯到20世纪40年代。当年，美国劳工部的公告这样写道：对需要进行呼吸道防护的情况分为两种，即紧急情况和非紧急情况。非紧急情况是日常接触量不会立即威胁劳动者的生命和健康，但长期或反复接触会引起明显不适、疾病、永久性健康损害或死亡。紧急情况是指较短时间接触就会立即损害和威胁劳动者健康或生命。

(2) IDLHs的定义

在危险废弃物处置和应急救援规章［29 CFR (联邦法典)：1910.120］中，OSHA将IDLHs定义为：空气中立即威胁生命，或者引起不可逆或迟发性的健康损害，或者妨碍劳动者从危险环境中逃生能力的任何有毒、腐蚀或窒息性物质的浓度。

在需要准入的密闭空间防护标准［29 CFR（联邦法典）：1910.146］中，OSHA将IDLHs定义为：立即或迟发威胁生命，或能导致永久性健康损害，或影响作业者在无助情况下从密闭空间逃生的浓度。应当注意的是：某些物质对人产生一过性的短时影响，甚至很严重，未经医疗救治一度“感觉正常”，但在接触这些物质后12～72h可能突然产生致命后果，如氟烃类化合物。

在呼吸保护标准［29 CFR（联邦法典）：1910.134（e）］中，OSHA要求：当劳动者在立即威胁生命或健康的环境中使用携气式呼吸防护品或带有送风的软管面具时，要求救援者也配备合适的防护装备。而且还要求为在这种环境中使用供气式呼吸防护用品的劳动者配备安全救生绳索，以便将劳动者从危险的环境中救出。

10.4.8.2 美国的标准完善项目（the Standards Completion Program，SCP）

1971年，OSHA正式通过了约380种化学物的工作场所接触限值。1974年，NIOSH和OSHA联合实施了SCP，对OSHA发布的约380种化学物接触限值作进一步的补充和完善。通过NIOSH和OSHA多部门和多专业人员的合作与努力，该项目完成了380种化学物的标准草案及相关支持文件（即编制说明）的编写，其中包括颁布新职业卫生法规所需的技术资料和建议。尽管当时没有颁布这些新标准，但这些资料成为NIOSH/OSHA制定危险化学品职业危害指南［NIOSH/OSHA，1981］的基准资料。

实施“标准完善项目”时确定的IDLH定义，是基于30 CFR（联邦法典）：11.3（t）规定的美国矿山安全卫生局（MSHA）的定义。标准完善项目制订IDLH值的目的是当呼吸防护用品出现故障时，确保劳动者在不发生伤害或不可逆健康损害的情况下从IDLH接触现场安全逃离。IDLH是最高的浓度，高于IDLH时劳动者只有佩戴最安全有效的呼吸防护器具才容许接触。在制订IDLH值时，既要考虑劳动者在无生命危险或不可逆健康影响下的逃生能力，还必须考虑化学物质对眼睛和呼吸道的剧烈刺激作用以及其他影响逃生能力的毒性作用。因此，IDLH作为安全的界限，标准完善项目的IDLH值是根据接触30 min所能产生的后果制定的。然而，30 min并不意味劳动者可以在IDLH环境中作任何不必要的逗留；相反，要想尽一切办法，尽快撤离。

在执行SCP时，每一种物质的IDLHs都是根据当时可得到的毒性资料逐一确定的。在确定IDLHs时，尽可能运用人类短时接触的健康效应研究资料，然而多由于缺乏人群资料，必须使用动物毒性资料。当只有动物短时（如 0.5～4 h）吸入接触的健康影响资料时，则 IDLHs 根据引起任何种群的致死或者不可逆损害的最低接触剂量进行确定。如果使用动物的致死剂量（LD），IDLHs 是以等同于 70 kg 重的劳动者呼吸 10 $m^3$ 空气量估算的。

10.4.8.3　对美国最初制定的 IDLHs 的讨论

1994 年 NIOSH 对在执行 SCP 时制定的 387 种 IDLHs 的基准资料，逐一进行了评估，并且对每个技术基准进行解释，还列出了执行 SCP 时所引用的完整的参考文献目录；当时引用二级文献的情况，在评估时也增加了原始文献。为了证明在执行 SCP 时所引用资料的可靠性，尽可能核查到当时所引用的参考文献（包括二级和一级文献）。但是，一些个人交流和非美学者的原始报告则没有查到。

尽管 SCP 项目最初制定了 387 种物质的职业接触限值，但并非每种物质都制定了明确的 IDLHs。其中在当时没有证据显示高浓度的急性接触会妨碍从暴露 30 min 的环境中逃生或者引起不可逆的健康损害的 40 种物质（如 DDT，磷酸三苯酯），在 IDLHs 清单上明确注明“没有证据”，这类物质的呼吸器根据指定防护因数进行选择。而另一些物质（如铜烟尘和 2,4,6 - 三硝基苯甲硝胺），强制规定按 OSHA 容许接触限值（PEL）的 2 000 倍确定防护因数，如高于此浓度只能使用“最具保护性”的呼吸器。然而，这样的规定在许多情况下是不适用的，如对于多数缺乏建立 IDLHs 证据的颗粒性物质（如二甲氨基二硫代羟酸铁和油雾），在工作场所不可能达到 2 000 倍 PEL 这样高的浓度；而且，粉尘浓度达到 500 倍的 PEL 以上时，就会妨碍视力。因此，在执行 SCP 时（包括后来 IDLHs 评估和修订），规定这些颗粒性物质浓度超过 500 倍的 PEL 时，就必须使用“最具保护性”的呼吸器。

在 SCP 执行时，由于缺乏相关毒性资料，有 22 种物质（如溴仿和氧化钙）没有制定 IDLHs，因此在 IDLHs 清单中被注明为“未知”。对于多数这类物质，规定浓度大于该物质 20～2 000 倍的 PEL 时，只允许使用“最具保护性”呼吸器。还有 10 种物质（如 *n*—戊烷和乙醚）的 IDLHs 只依据爆炸下限制定的。因此，在 IDLHs 清单中注明“LEL”。对这类物质，当浓度高于 SCP 草拟的技术标准规定的 LEL 浓度时，只允许使用“最具保护性”呼吸器。

还有 14 种物质（如铍和异狄氏剂），执行 SCP 时确定的 IDLH 远高于依据指定防护因数得到的浓度，多数情况下，这些物质的 IDLHs 是以 2 000 倍的 PEL 制定的。

10.4.8.4　目前 NIOSH 使用的 IDLHs

在 NIOSH 呼吸器选择规则中将 IDLH 接触条件定义为“直接对生命或健康产生威胁的环境，或大量接触可能导致立即威胁的污染物的环境，如可能对健康产生不良累积效应或迟发效应的放射性物质”。制定 IDLH 接触浓度的目的是“确保劳动者一旦在呼吸防护器具失效时从某一污染环境中逃离”。NIOSH 呼吸器选择规则将 IDLH 值作为各种呼吸器选择的主要基准之一。根据 NIOSH 呼吸器选择规则，灭火、接触致癌物、进入缺氧环境、紧急抢险、进入化学物质浓度超过 NIOSH 的 REL 或 OSHA 的 PEL 2000 倍以上的环境以及进入 IDLH 环境中，应该选择最具保护性的呼吸器（如压力需气式或正压携气式全面罩呼吸器）。符号“Ca”表示 NIOSH 认为这些化学物都是潜在的职业性致癌物。而最初标准完善项目时制订的或后来修定的 IDLH 值仍列在“Ca”后边的括号内。具有爆炸性的物质的 IDLH 值是依据爆炸下限的10%制定，用“10%LEL”表示。“N. D.”表示迄今没有制订 IDLH。

在 20 世纪 70 年代中期制定 IDLHs 时，许多物质仅有有限的毒性资料可以利用。1994 年，对所制定的 IDLHs 进行了评述和修订，使其更具有保护性。随着 IDLH 的修订，对这些化学物的防护呼吸器的选用建议也作了相应修改。

还有 85 种物质（例如苯和二氯甲烷），符合 29CFR（联邦法典）：1990.103 中 OSHA 所规定的“潜在致癌物”。这些物质中除了环氧乙烷和结晶二氧化硅之外，NIOSH 建议劳动者接触浓度高于 NIOSH REL，或者如没有制定推荐接触限值时，只要达到能检测到浓度，都必须佩戴“最具保护性”呼吸器。对于环氧乙烷和结晶二氧化硅，NIOSH 建议当浓度分别超过 5 $mg/m^3$ 和 25 $mg/m^3$ 时，劳动者必须使用“最具保护性”呼吸器（NIOSH 1989，1994）。

10.4.8.5　美国对 IDLHs 的修订标准

现行的 IDLH 是否合适是由标准完善项目期间所使用的基准和 NIOSH 新研制的方法学共同决定的。这些“临时性”的基准，为更新 IDLH 值形成了一套分级方法（a tiered approach）：优先使用的是人的急性毒性资料，其次是动物急性吸入毒性资料，最后为动物急性经口染毒资料。当相关的急性毒性资料不足或缺乏时，应考虑使用慢性毒性资料或类似化学物质的资料。无论是最初制定还是修订的 IDLH，其制订基准和资料来源都包含在《立即威胁生命或健康（IDLHs）的浓度文件》中（NTIS 出版，出版号：PB－94－195047）。为了便于修订工作，主要使用二级毒理学资料。一旦提出修订某种毒物的 IDLHs，就必须将现行的 IDLHs 与其他几种因素相比较（如现行的短时暴露指南和爆炸下限值）后确定。

IDLHs 的修订步骤如下：

(1) 优选使用能充分确定接触 30 min 以上不引起死亡、不造成严重或者不可逆性损害、不造成伤害或不妨碍逃生的能力的人类急性毒性资料。

(2) 考虑动物急性致死浓度（LC）。选用哺乳动物的致死浓度；主要来源于大鼠、小鼠、豚鼠、仓鼠动物实验研究资料。一般认为 LC 数据可信度最低，最好使用 $LC_{50}$。如果缺乏急性接触 30 min 的 LC 数据，那么根据 Ten Berge 等人研究，按如下公式“调整”到等同于 30 min 的值。调整后的 $LC_{50}$（30 min）$=LC_{50}$（$t$）×（$t/0.5$）×（$1/n$）。其中：$LC_{50}$（$t$）$=t$ 小时的 $LC_{50}$，$n=$常数。以上公式的关系是由 Ten Berg 等人（1986 年）根据实验研究确定的，他们研究了 20 种物质，有 18 种物质的常数（$n$）$<3$。虽然对 IDLH 进行审查和修订时，使用了 Ten 等人（1986 年）确定的物质的常数“$n$”，但其他物质在调整 LC（30 min）时，为保守起见采取 $n$ 等于 3.0。当 $n=3.0$ 时由方程导出与 $t$（h）对应的校正系数：1.0（0.5 h），1.25（1 h），1.6（2 h），1.8（3 h），2.0（4 h），2.15（5 h），2.3（6 h），2.4（7 h），2.5（8 h）。为了便于比较，将 LC 除以安全系数 10（如果有必要调整到 30 min）先确定一个的“初步的 IDLHs 修订值”。

(3) 考虑动物致死剂量的资料。只使用哺乳动物致死剂量；主要来源于大鼠、小鼠、豚鼠、仓鼠动物实验研究资料。在选择指标时，经口 $LD_{50}$ 比最小 LD 资料更优先使用。当使用 LD 时，应将其换算为等同于 70 kg 体重劳动者的致死剂量，得到的浓度除以安全系数 10 得到用于比较的“初步的 IDLHs 修订值”。

(4) 如果没有相关急性毒性资料可利用，可以考虑使用慢性毒性资料。但应注意慢性接触与所要考虑的急性效应之间的相关性的局限性。

(5) 当相关物质的毒性资料缺乏时，可以使用同类物质的急性毒作用资料修订 IDLHs。

(6) 在“IDLHs 的修订值”定稿前，还应当按以下因素进行检查后加以修正：

1) 爆炸下限值（LEL）。不能常规进入 LEL10％的环境。在执行 SCP 时，如果没有爆炸危险，IDLHs 即为 LEL 的 100％。但是 OSHA 在 29CFR（联邦法典）：1910.146（b）中规定，在密闭空间中，超过 LEL 的 10％的浓度就是危险的环境。

2) $RD_{50}$ 数据。$RD_{50}$ 是指大鼠或者小鼠接触 10min 可引起 50％的动物发生呼吸速率下降的浓度，它可用于评估严重的呼吸道刺激作用。长期接触 $RD_{50}$ 浓度，可引起呼吸道刺激性损害。

3) 其他短时暴露指南如美国工业卫生协会应急计划指南（ERPGs）和国家研究理事会应急暴露指南（EEGLs），短时公共卫生应急指南（SPEGLs）

以及职业接触限值，如 OSHA 的 PELs，NIOSH 的 RELs，或者美国政府工业卫生学者协会（ACGIH）制定的阈限值（TLVs）。

4）根据 NIOSH 呼吸器选用标准，IDLHs 的修订值不能大于 2 000 倍的 NIOSH REL（或者 OSHA PEL）。

5）IDLHs 修订值不能更宽。

鼓励任何人向 NIOSH 提供可能影响确定某种物质 IDLHs 的公开发表的资料。所有的资料都将进行评估，并考虑用于以后 IDLHs 的修订工作。

10.4.8.6　IDLHs 在我国的应用

（1）我国对 IDLHs 引入和定义。

在我国《呼吸防护用品的选择、使用与维护》（GB/T18664—2002）中将 IDLHs 定义为“有害环境中空气污染物浓度达到某种危险水平，如可致命，或可永久损害健康，或可使人立即丧失逃生能力”，但引进的是美国 317 种物质未修订 IDLHs 值。作为判断 IDLH 环境和选用防护用品的依据，应当尽快论证和引进美国修订后的 IDLHs。在 2005 年全国职业卫生标准委员会审议通过的《密闭空间职业危害防护规范》中，引入了与需要准入的密闭空间防护标准［29 CFR（联邦法典）：1910.146］相同的定义。

（2）IDLH 环境的判断。

如果有害环境性质未知，应作为 IDLH 环境；如果缺氧，或无法确定是否缺氧，应作为 IDLH 环境；如果空气污染物浓度未知、达到或超过 IDLHs，应作为 IDLH 环境。

（3）IDLHs 环境的防护。

适用于 IDLH 环境的呼吸防护用品是：

1）配全面罩的正压式携气式呼吸防护用品（SCBA），即佩戴者携带空气瓶、氧气瓶或生氧器等作为气源的隔绝式呼吸防护用品。

2）在配备适合的辅助逃生型呼吸防护用品的前提下，配全面罩或送气头罩的正压供气式呼吸防护用品。

（4）IDLHs 在我国的应用前景。

过去由于我们对 IDLH 环境的认识不足，导致了我国许多重大的职业病危害事故的发生，如对我国 1990～2003 年职业病报告统计分析，86％的重大硫化氢中毒发生在井下、油罐仓、反应釜、下水道、化粪池、污水池等 IDLH 环境，其中 46％的事故是由于没有任何防护进入 IDLH 环境进行救援发生的。相信随着我们对 IDLH 环境危害的认识的加深，必将规范我国对 IDLH 环境的管理，提高我国 IDLH 环境的职业危害防护水平。

10.4.8.7　IDLH 浓度（参见附录 D）

## 10.5　密闭空间使用的防护服

### 10.5.1　密闭空间防护服的选用原则

（1）评估现场环境（毒物的种类、可能的浓度、需要接触的时间及环境情况）。

（2）遴选出可能用在现场条件下的防护服或防护材料。

（3）对候选的防护服在现场条件下进行测试。

（4）选择出最适合在此现场条件下应用或备用的防护服。

（5）使用中观察洗消方法和重复性利用的特征改变情况。

### 10.5.2　个体防护装置（PPE）分级

分为四级，分别表述为 A、B、C 和 D。

A 级：可对周围环境中的气体与液体提供最完善保护。它是一套完全封闭的、防化学品的服装、手套及靴子，以及一套隔绝式呼吸防护装置。全封闭气体防护服，可与供气装置并用。

B 级：在有毒气体对皮肤危害不严重时，仅用于呼吸防护。与 A 级不同，它包括一套不封闭的、防溅洒的、抗化学品的服装，它可以对液体提供如 A 级一样的保护，但不是密封的。液体防护服，可与供气装置并用。

C 级：它包括一种防溅洒的服装、配有面部完全被覆盖过滤式防护装置。液体或微粒连体防护服，可与过滤式防护面罩并用。

D 级：仅限于衣裤相连的工作服或其他工作服、靴子及手套。防污物连体防护服。

### 10.5.3　A 级防护

#### 10.5.3.1　防护对象

（1）防护高蒸气压、可经皮肤吸收或致癌和高毒性化学物质；极有可能发生高浓度液体泼溅、接触、浸润和蒸气暴露；接触未知化学物质（纯品或混合物）；有害物浓度达到 IDLH 浓度，缺氧。

（2）SCBA：正压系统，确定防护时间；

（3）全封闭气密化学防护服：气密系统，防各类化学液体、气体渗透；

（4）防护手套：抗化学物防护手套；

（5）防护靴：抗化学物长靴；

（6）安全帽。

#### 10.5.3.2　A 级防护的应用环境

（1）IDLH 环境，同时存在呼吸和皮肤吸收危害；

（2）存在高浓度气体、蒸气；

（3）存在大量有害液体，有受飞溅甚至浸入的可能；

（4）存在以外暴露于有害化学物质的危险。

10.5.3.3　A级需要配合的其他防护

（1）SCBA；

（2）内外抗化学物防护手套；

（3）抗化学物长靴；

（4）坚固的帽子。

10.5.4　B级防护

10.5.4.1　防护对象

（1）确知的气态毒性化学物质，皮肤吸收或呼吸道危害；

（2）SCBA：正压系统，确定防护时间；

（3）头罩式化学防护服：非气密性，防化学液体渗透；

（4）防护手套：抗化学物防护手套；

（5）防护靴：抗化学物长靴；

（6）安全帽。

10.5.4.2　B级防护的应用环境

（1）呼吸性IDLH环境；

（2）接触性质和浓度已知的有害物质；

（3）对皮肤无害和不经皮肤吸收的气体。

10.5.4.3　B级需配合的其他防护

（1）SCBA和长管供气式呼吸防护用品；

（2）内外抗化学物防护手套；

（3）抗化学物长靴；

（4）坚固的帽子。

10.5.5　C级防护的应用环境

（1）低于IDLH环境；

（2）对皮肤无害和不经皮肤吸收的气体；

（3）C级需配合的其他防护：过滤式呼吸防护用品；抗化学物长靴；坚固的帽子。

10.5.6　D级防护的应用环境

（1）无呼吸防护需求；

（2）无液体飞溅、浸入和接触有害物质的可能；

（3）D级防护需配合的其他防护：抗化学物防护手套；抗化学物长靴；安全眼镜；坚固的帽子。

# 11 密闭空间职业危害的应急救援技术

## 11.1 应急救援的原则

(1) 尽可能施行非进入救援;

(2) 救援人员未经许可,不得进入准入密闭空间进行救援;

(3) 以下情况采取A级防护后方可进入救援:

1) 密闭空间有害环境性质未知;

2) 缺氧,或无法确定是否缺氧;

3) 空气污染物浓度未知、达到或超过IDLH浓度。

(4) 根据密闭空间的类型和可能遇到的危害,决定需要选择的应急救援服务。

## 11.2 应急救援的要求

(1) 用人单位应建立应急救援机制,设立救援组织,制定密闭空间应急救援预案,并确保每位应急救援人员每年至少进行一次实战演练,保证发生密闭空间职业病危害事故时,第一时间实施对人员的救助。

(2) 救援组织应具备有效实施救援的装备并随时处于可正常使用状态;具有将作业者从密闭空间救出的能力。每个救援组织至少确保有一名人员掌握基本急救和心肺复苏术技能。

(3) 救援人员应经过专业培训,培训内容应包括基本的急救、心肺复苏术、个人防护设施的使用以及准入者所要求的培训内容。

(4) 进行密闭空间应急救援时,应告知每个救援人员所面临的危害。为救援人员提供安全可靠的个人防护设施(包括吊救或牵拉装备)。

(5) 应将化学物质安全数据清单(MSDS)或所需要的类似书面信息放在工作地点,如果准入者受到有毒物质的伤害,应当将这些信息告知处理受害者的医疗机构。

(6) 吊救牵拉装置应符合以下条件:

1) 每个准入者均应使用胸腰部或全身套具,绳索应从头部往下系在后背中部靠近肩部水平的位置，或能有效证明从身体侧面也能将工作人员移出密闭空间的其他部位。在不能使用胸腰部或全身套具，或使用胸腰部或全身套具可能造成更大危害的情况下，可使用腕套，但须确认腕套是最安全和最有效的选择。

2）在密闭空间外使用吊救或牵拉装备救援时，应将吊救装备的另一端系在机械设施或固定点上，保证救援者能及时进行救援。

3）机械设施至少可将人从 1.5 m 的密闭空间中救出。

## 11.3 应急救援服务机构的选择

用人单位为了实施密闭空间作业，需要保障作业安全的应急救援服务时，可以委托应急救援服务机构，提供应急救援服务。

11.3.1 评估方法的分类

包括初评和救援执行能力评估。

11.3.1.1 初评的含义

用人单位在进行应急救援前，要设立或选择适合的应急救援服务。在选择救援服务组织或救援小组时要进行初始评估，以决定是否选择该组织或小组进行服务。

在初评时，用人单位要从救援服务组织或救援小组接受的培训、装备、能否在密闭空间内熟练的完成所救援任务以及救助者的响应时间等方面进行评估。

11.3.1.2 执行评估的含义

是指用人单位对委托的应急救援服务组织在实际或是实战演练中的执行应急救援能力的权衡及评判。

11.3.2 初评的方法

用人单位在设立或选择应急救援服务时，需要考虑以下问题：

（1）用人单位所需要的响应时间是多少（包括救援服务接到通知，到达现场，最后为进入作好准备所需的时间）。

例如，如果入口充满了 IDLH 气体或者很快发展成一个充满 IDLH 气体的空间（由于空气流通不畅或是其他原因导致），救援小组就应该在准入密闭空间外待命。另一方面，如果对准入者的侵害是机械损害（比如说骨折、磨损），那么救援响应时间在 10～15 min 之内足够。

（2）救援小组或组织从所在地到达需要救援的准入空间的时间。应考虑以下要素：救援小组或服务组织所在地同用人单位的工作场所的位置、途经的道路和高速公路的路况、交通状况、救援车辆的质量以及司机的驾驶技术。

（3）救援服务的特点。在一天中的什么时间或什么情况下不能提供有效的应急救援服务。什么时间应急救援组织或小组的关键人物不在。如果进入地下密闭空间时在地下不能获得应急救援服务，能否通知用人单位立刻告知监护者取消进入。

（4）救援组织是否能达到标准的要求。如果没有，是否有计划要达到这些标准。如果有，那么这个计划多久完成。

（5）呼叫的救援服务是否能到用人单位的工作场所实施现场救援。

（6）监护者、用人单位和未来的救援者之间是否有良好的交流方法，以便及时将救援请求传达给救援者。接到通知后未来的救援者多久能将救援人员派到现场。

（7）对于那些充满了危险气体的场所，或是在相对短的时间（15～20 min）无法对病人完成包扎和安全救援，用人单位应考虑为救援人员和伤员提供带有逃生瓶的长管呼吸器（airline respirators），并且为伤员提供呼吸空气。如果用人单位决定使用 SCBA，那么能否在 SCBA 的有效期内完成救援和撤离。

（8）如果空间的垂直入口超过 1.5 m 深，那么救援组织能否顺利完成救援任务。救援组织如果需要，是否有专业知识完成垂直救援。

（9）救援服务组织是否具有必要的医学评估、护理包扎以及紧急响应的技术。

（10）救援服务组织是否具有执行救援任务所必需的设备。这些设备是否一定要由用人单位或其他途径提供。

### 11.3.3 如何进行执行评价

以下这些问题可以帮助用人单位、救援队和服务组织来对演练的结果进行评估。

#### 11.3.3.1 培训要求

救援服务组织所有的成员是否至少都作为准入空间的准入者接受过培训。是否培训了应急救援所需要掌握的所有准入密闭空间或有代表性的准入密闭空间的危害。小组成员是否能够识别劳动者暴露于准入密闭空间内各种有害因素所表现的症状、体征或结果。

#### 11.3.3.2 救援人员能否正确使用防护用品

是否培训每位成员正确使用在准入密闭空间实施营救时所需要的防护设备，如携气式呼吸器和防坠落设备。是否培训每位成员在实施救援过程中履行各自职责，实施救援，使用各种救援设备，如绳子、挡板等。

11.3.3.3　救援技术培训

救援成员是否接受了应急救援所需要的医疗和其他急救技术培训。

11.3.3.4　救援人员的安全保障能力

所有小组成员是否都能安全有效地履行他们的职责。在考虑病员的安全以前是否首先确保了他们自己的安全。

11.3.3.5　空气检测的能力

如果必要的话，救援服务能否对空气中的 IDLH 作出准确的测定。

11.3.3.6　获取信息的能力

救援人员能否从密闭空间准入证、特种作业许可证以及化学物质安全清单中获取与救援有关的信息。

11.3.3.7　识别能力

救援人员是否已经培训如何识别空间外的有害因素对人员的伤害。例如附近的工作场所将来可能引起的伤害。

11.3.3.8　救援能力

如果必要的话，救援人员能否在开口狭小（直径小于 60 cm）的、存在狭小内间和内部障碍或危害的密闭空间中将受害人员正确包扎并救出。

11.3.3.9　在必要的情况下，救援服务组织能否安全使用吊救装备。

11.3.3.10　应急救援预案

是否为各种类型的密闭空间制定了救援计划。该计划是否能满足各种类型救援的需要。是否在有代表性的空间、发生最恶劣情况的密闭空间和在受限最严重的密闭空间（如有内部结构、高架和受出口大小限制）中演练过。

可以从以下几个方面来考虑一个密闭空间是否有代表性：

（1）内部结构：

1）开放型：没有什么障碍物的空间。比如说水槽或水箱。

2）阻碍型：救援人员在其中实施救援需要有技巧来避开障碍物。比如密闭空间内堆积了杂物。较大的设备如梯子或脚手架等，如果放在密闭空间给救援工作带来了困难，就可以看作是障碍物。

（2）高架：

1）高架：密闭空间的入口或开口应在 1.2 m 或更高的地方。因为救援人员在包扎伤员以及将其运送到地面等方面都有困难，所以对于这样的空间需要救援人员掌握仰角救援程序。

2）无高架：密闭空间的入口或开口低于 1.2 m 或更低的地方。在这样的条件下，救援人员可以正常地运送伤员。

（3）入口大小：

1）受限：密闭入口的尺寸小于或等于 60 cm，受限的入口太小以至于佩戴携气式呼吸器都难以进入，这样的入口也不能正常固定伤员的脊柱。

2）不受限：密闭空间入口的尺寸至少大于 60 cm，相关人员能够自由进出密闭空间。

(4) 空间进出方式：

1）水平式：开口位于密闭空间侧面，很难使用吊救绳索。

2）垂直式：开口位于密闭空间顶部或是底部，因此救援人员必须上下出入。垂直入口需要营救人员掌握绳索技巧以及安全吊救所需要的对病人包扎的专业技术知识。

## 11.4 心肺脑复苏术

### 11.4.1 几个概念

#### 11.4.1.1 心肺脑复苏术（cardiac — pulmonary — cerebral resuscitation, CPCR）

当心脏骤停或呼吸骤停时，迅速恢复自主循环、呼吸及保持组织供氧，所采取的抢救措施为心肺脑复苏术。

#### 11.4.1.2 心脏骤停

指心脏有效搏动停止，其心电活动方面可以有以下几种表现：

（1）心电活动完全停止；

（2）心室颤动；

（3）室性心动过速，无有效射血能力；

（4）心动过缓，无有效射血能力；

（5）电一机分离。

#### 11.4.1.3 呼吸骤停

指呼吸系统有效通气、换气功能骤停。

### 11.4.2 心肺脑复苏的指征

循环方面：突然之间意识不清，摸不到大动脉搏动或听不到心音。

呼吸方面：观察不到胸廓的呼吸活动，口鼻处感觉不到有气体呼出。

### 11.4.3 心肺复苏的基本步骤

#### 11.4.3.1 基本生命支持

（1）开放气道，清除异物和分泌物；

（2）口对口人工通气，施术者要特别注意患者呼出气的影响，要进行防护后再进行口对口人工通气；

（3）胸外心脏按压，插入式腹部反搏术，建立血液循环。

11.4.3.2　进一步生命支持

（1）建立心电、呼吸、血压、血氧分压监护和静脉用药通路；

（2）进一步开放气道：气管插管、气管切开、环甲膜切开或穿刺；

（3）实施人工通气：气囊通气、普通型呼吸机通气、高频喷射通气、体外循环膜氧合器氧合；

（4）纠正和处理各种心律异常（包括电复律、临时起搏器应用等）；

（5）维持有效血液循环。

11.4.3.3　延续生命支持

（1）改善心输出量，维持有效循环血容量和血压；

（2）纠正各类代谢紊乱，维持酸、碱、水电解质平衡；

（3）脑保护，防治再灌注损害；控制颅内压，降低脑代谢，改善脑血供；

（4）促进心、肺、肝、肾凝血及消化道器官功能的恢复，防治多脏器衰竭。

# 用人单位如何控制密闭空间的职业危害

# 12 用人单位的职责

(1) 遵守《职业病防治法》等有关法律法规。《使用有毒物品作业场所劳动保护条例》第二十五条、六十一条规定：需要进入存在高毒物品的设备、容器或者狭窄封闭作业场所时，用人单位应当：

1) 保持作业场所良好的通风状态，确保作业场所职业中毒危害因素浓度符合国家职业卫生标准；

2) 为劳动者配合符合国家职业卫生标准的防护用品；

3) 设置现场监护人员和现场救援设备。未采取这些措施或者采取的措施不符合要求的，用人单位不得安排劳动者进入存在高毒物品的设备、容器或者狭窄封闭场所作业。违背规定安排劳动者进入存在高毒物品的设备、容器或者狭窄封闭场所作业的，给予警告，责令限期改正，并处5万～30万元罚款；逾期不改正的，按规定权限予以关闭；造成严重职业中毒危害或者导致中毒事故发生的，依法追究刑事责任。

(2) 按照密闭空间的职业危害防护规范组织、实施密闭空间作业。制定密闭空间作业职业病危害防护控制程序、密闭空间作业准入程序和安全作业规程，并保证相关人员能随时得到计划、程序和规程。

(3) 确定并明确密闭空间作业负责人、准入者和监护者及其职责。

(4) 在密闭空间外设置警示标识，告知密闭空间的位置和所存在的危害。

(5) 提供有关的职业安全卫生培训。

(6) 当实施密闭空间作业前，须评估和识别密闭空间可能存在的职业危害，以确定该密闭空间是否需要准入。

(7) 采取有效措施，防止未经准入的劳动者进入密闭空间。

(8) 密闭空间作业要达到相关卫生要求；提供符合要求的通风、检测、防护、急救、照明、防爆等技术和设备。

(9) 提供应急救援保障。

# 13 准入者的职责

用人单位应当确保所有的准入者：

(1) 了解在他们进入时可能面临的危害。包括暴露的方式、症状体征和后果。

(2) 能够正确使用准入密闭空间控制程序为劳动者提供的设施要求的设备。

(3) 能够和监护者进行必要的交流，以保证监护者能监护进入者的生命状态，并能保证监护者向准入者警报必须撤离的信息。

(4) 出现以下任何一种情况都应当向监护者报警：

1) 准入者已经意识到身体出现了危险症状体征；

2) 探测到出现了禁止进入的条件。

(5) 出现以下任何情况都要尽快撤离：

1) 监护者和作业负责人下达撤离命令；

2) 准入者意识到身体出现了危险症状体征；

3) 准入者探测到禁止进入的条件；

4) 撤离的报警器报警。

# 14　监护者的职责

用人单位应当确保每个监护者：

（1）了解进入时可能面临的危害，包括暴露的方式、症状体征和后果。

（2）对准入者发生的一些行为后果能够警觉并作出判断。

（3）一直准确掌握准入者的数量，掌握识别准入者身份的方法，以准确了解准入者的情况。

（4）在进入操作期间一直守护在准入密闭空间的外面，直到另一个监护者代替其工作。

（5）与准入者进行必要的交流，以监测准入者的状况，并且在发生紧急情况下向准入者发出撤离警报。

（6）监测决定准入者在密闭空间内外工作是否安全，在以下情况下，立即命令准入者撤离：

1）如果监护者探测到禁止条件；

2）探测到暴露危害后准入者出现了异常行为；

3）监护者在密闭空间外发现使准入者处于危险的险情；

4）如果监护者不能安全、有效地完成他的工作，准入者也要撤离；

5）提出评价时的工作时限下令撤离。

（7）一旦监护者决定需要帮助准入者从准入密闭空间中逃生，就立即呼叫紧急救援。

（8）如果入口在地下，未经准入者靠近或者进入准入密闭空间时，应采取以下措施：

1）警告未经准入者必须远离准入密闭空间；

2）劝告进入准入密闭空间的未经准入者立即离开；

3）如果未经准入者进入准入密闭空间，要通知监护者或作业负责人。

（9）实施非进入救援程序。

（10）监护者履行监测和保护准入者的职责不能受到其他职责的干扰。

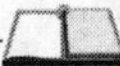

# 15 作业负责人的职责

用人单位应当确保每个作业负责人：

(1) 了解进入时可能面临的危害，包括暴露方式、症状和体征以及暴露后果。

(2) 通过检查已经完成的准入证，来确定所有要求的实验已经完成，所有的操作程序和所需要的设备已经准备好。之后，要签署准入证，才准许进入。

(3) 如果出现许可程序中作业负责人中止进入的情况，要终止进入并取消准入证。

(4) 验证应急救援服务便于获取，呼叫方法畅通。

(5) 要让未经准入而进入或试图进入的人退出。

(6) 在准入操作的责任发生变化，和处在由危害和操作所决定的工休期间时，进入操作应遵循准入程序，并保持准入条件。

# 16 用人单位如何控制密闭空间的职业危害

（1）设置密闭空间警示标识，防止未经准入者进入。

（2）进入密闭空间前，进行职业有害因素识别和评价，对密闭空间进行分类管理。

（3）制定和实施密闭空间职业有危害防护控制程序、密闭空间准入程序和安全作业操作规程。

（4）提供符合要求的检测、通风、通讯、个人防护用品设备、照明、安全进出设施以及应急救援和其他必需设备，并保证所有设施的正常运行和劳动者能够正确使用。

（5）在进入密闭空间作业期间至少要安排1名监护者在密闭空间外持续进行监护。

（6）指定专人按要求培训准入者、监护者和作业负责人。

（7）制定和实施应急救援、呼叫程序，防止非授权人员进行急救。

（8）制定和实施准入程序。

（9）如果有多个用人单位同时进入同一密闭空间作业，应制定和实施协调作业程序，保证一方用人单位准入者的作业不会对另一用人单位的准入者造成影响。

（10）制定和实施进入终止程序。

（11）当按照密闭空间程序所采取的措施不能有效保护劳动者时，应对进入密闭空间作业进行重新评估，并且要修订控制程序。

（12）密闭空间作业结束后，准入文件或记录至少存档一年。

# 17　各种密闭空间职业危害控制措施举例

## 17.1　下水道入口

17.1.1　工作场所

下水道入口（sewer entry）。

17.1.2　潜在危害

准入者可能遭遇下列危害：

(1) 吞没（engulfment）。

(2) 有毒气体。硫化氢最高容许浓度大于或等于 $10mg/m^3$。如果怀疑存在其他有毒污染物，就要开展详细的检测项目。

(3) 爆炸/易燃气体。大于或等于可燃下限（lower flammable limit，LFL）的10%。

(4) 缺氧。空气中的氧气浓度等于或小于18%（体积）。

17.1.3　进入时按无需准入密闭空间管理程序

17.1.3.1　证明

如果仅仅通过机械通风，就能保持密闭空间处于安全的环境，则进入密闭空间可以按无需准入密闭空间管理程序。除非有进入前的程序证明，所有的密闭空间都应当看作是需要准入的密闭空间。准入者在预查或进入密闭空间前，至少要按程序完成培训。在工作期间，应当将书面的操作程序和救援程序的复印件放在工作地点。在进入密闭空间前，作业负责人必须填写密闭空间进入前的核查表。如果工作因环境而中断，要重新评估这个密闭空间，填写新的核查表。

17.1.3.2　空气和吞没危害的控制

(1) 泵和管线。为了防止空气危险污染物或发生吞没，通过拆分、封堵和锁闭，或者用其他有效的隔离方法，阻止污染物通过泵和管线流入密闭空间。有些下水道或排水管的管线无需阻断。然而，运用工作经验和知识判断出那些有空气污染物或吞没危险的下水道，就应当封闭所有受影响的管线。如果必须进入密闭空间中去做封闭和/或隔离工作，必须完成准入密闭管理程序。

（2）监护。要监护周围的环境，避免蒸气从罐、管道和下水道中逸出造成危害。

（3）检测。检测下水道入口空气，判定是否有危险气体污染和/或缺氧。检测设备包括检测管、单一气体报警仪和防爆仪等。作业负责人接受气体检测仪器操作培训后，完成检测工作。至少要检测缺氧、LEL和硫化氢浓度等参数。书面记录进入前的检测结果，并保存在作业场所。根据进入前的检测结果，作业负责人要出具书面证明，表示所有的危害已经消除。有关的应急救援人员应当能评估检测结果。将在两个毗邻或连接的密闭空间工作作为最危险的情况管理。

（4）进入程序。如果没有非气体危害存在，进入前检测表明空间里没有空气危险污染和/或缺氧，并且没有理由相信空气污染和缺氧会加重，就可以进入密闭空间工作。要持续检测工人在密闭空间工作时周围的空气中有害物质的浓度。当气体检测报警仪报警时，准入者要立即撤离密闭空间。当具有气体检测培训资格的作业负责人使用直读气体检测仪评估，并确定可以安全进入以后，工人才能返回工作区域。

（5）救援。没有监护就不安排救援。

17.1.4　进入时按准入密闭空间管理程序

17.1.4.1　准入证

密闭空间准入证。在进入前的程序没有论证前，所有的密闭空间要看成需要准入的密闭空间。准入者进入准入密闭空间前需要先核查，至少要完成后面程序中的培训。这些程序要求有作业和救援的书面复印件放在持续工作的地点。在批准进入准入密闭空间前要有密闭空间准入证。准入证核实下列表中项目的完成情况。准入证要保存在持续工作的地点。如果环境导致工作中断，或批准进入的报警条件发生变化，需要重新申领密闭空间准入证。

17.1.4.2　大气和吞没危害的控制

（1）监护。要调查周围的区域，避免罐、管道系统或下水道中的逸出蒸气危害。

（2）检测。要使用直读式气体监测仪检测密闭空间空气，确定是否有空气危险污染物和/或缺氧。作业负责人接受气体检测仪器操作培训后，完成检测工作。至少要检测缺氧、LEL和硫化氢浓度等参数。进入前检测结果的书面记录保存在准入者的工作场所。有关的应急救援人员应当能评估检测结果。将在两个毗邻或连接的空间工作作为最危险的情况管理。

（3）空间通风。如果可行，使用100%的室外空气进行机械通风。尽可能打开其他的检修孔来增加空气流通。必要时使用便携式吹风机来增加自然通

风。在通风期内定期检测。在检测证明空气危害消除后才能进入密闭空间。

(4) 准入程序。在如下任何情形下都应实施密闭空间管理程序：①检测证明有危险存在或缺乏条件，增加通风也不能将危险物质的浓度降低至安全水平；②检测结果证明空气是安全的，但可能会出现不安全的情况；③在密闭空间出口处安装自动灭火系统不可行，安装后无法操作，或者不能安全操作；④情况紧急，无法等待实施进入前的程序。

(5) 所有的劳动者都要培训。进入密闭空间的人员都应当佩戴携气式呼吸器 (self contained breathing apparatus)。至少有 1 名监护者留守密闭空间外，随时为紧急情况提供援助。也要为监护者配备携气式呼吸器以备急用。至少还要安排 1 名劳动者，及时为监护者提供援助。进入密闭空间内的准入者通过通讯设备和监护者保持联系，要保证通讯设备的持续供电。

如果发现密闭空间里面的准入者发生异常行为或不能行动，首先要进行口头核查。若没有反应，要将准入者立即移出。准入者由于坠落或碰撞而不能行动的情况例外，除非有紧急的生命危险，不将他们从密闭空间中移出。应立即通知当地消防部门的救援人员。监护者只有在有紧急情况，并有另外的监护者替代的情况下，方可进入密闭空间，而且应当佩戴携气式呼吸器。所有进入密闭空间的准入者要使用系在救生索上的安全带或绳子，安全带或绳子的另一端系在入口处外。在进入密闭空间前，监护者要尝试通过救生索将不能动的准入者移出。

侧口离底部高度在 1.07 m 以下时，应从侧口进入密闭空间。如果必须从顶部进入时，应该系好安全带，保持身体直立，并且有提升装置或类似设备，可以将劳动者拉出密闭空间。

如果使用这些装置危及准入者，就停止使用提升装置、安全带和救生索。

若空气危险污染物包含可燃和/或爆炸物，照明和电子设备必须达到电器安全标准的要求，而且不允许产生任何点火源。

在密闭空间的施工操作过程中，都要持续检测空气。如果警报条件恶化，应当将准入者撤离密闭空间。需要重新评估发放准入证。

(6) 救援。呼叫消防急救服务。如果准入者遭受突发伤害，监护者应当根据情况依照合适的紧急程序处理。

## 17.2 肉和家禽加工厂

### 17.2.1 工作场所

肉和家禽加工厂。

蒸煮机和干燥机可以单独或配套使用。多个蒸煮机同时在生产线上运转。当配套设备的某个单元停机修理时，要采取措施将该单元与其他仍然运行的设备隔离。

蒸煮机和干燥机是水平的圆柱管，管中心装有搅拌轴、搅动浆或叶片。如果内壳被套上，通常用蒸气加热，压力高达 1034.25 kPa。流水线中蒸煮机或干燥机的搅拌轴也被蒸气加热。

17.2.2 潜在危害

蒸煮机和干燥机已知的职业危害有：

（1）被旋转的搅拌器击伤或缠绞；

（2）被原材料或热的循环油脂吞没；

（3）如果蒸气阀没有关紧或锁住，导致蒸煮机/干燥机的蒸气套或压缩管道系统泄露蒸气，引起灼伤；

（4）因接触热的金属表面被灼伤，如流水线上的旋转着的搅拌器或蒸煮机/干燥机的内壁；

（5）蒸煮机/干燥机中的热空气产生的热压；

（6）因蒸煮机/干燥机中的油脂而滑倒和跌落；

（7）蒸煮机/干燥机中因错误配置导致电击；

（8）被火或燃烧物烧伤或吞没；

（9）被焊接或切割油脂覆盖的表面产生的烟雾吞没。

17.2.3 执行准入密闭空间管理程序

当准入者进入时，监护者要守护在蒸煮机/干燥机或其他准入密闭空间外。作业负责人必须按照准入条件所规定的进入前隔离程序做准备，保证按要求配置防护服、通风设备和其他必备装置。

17.2.4 控制职业危害

17.2.4.1 机械

锁住主控面板上启动搅动器的主开关。在锁上张贴上警示标识，提醒其他人，有人在密闭空间内工作。

17.2.4.2 吞没

关闭所有原料运输线的阀门。使用关联锁保证每个阀门处于关闭状态。在阀门和链条上张贴警示标识，提醒其他人，有人正在密闭空间中工作。油脂再循环阀上也应当使用同样的程序。

17.2.4.3 灼伤和热压（burns and heat stress）

关闭蒸气供应阀，上锁，在锁上贴警示标识。在法兰盘上用固定塞将蒸煮机连接压缩器导管系统的复式接头的出口堵住。通过打开出货口和顶门使蒸煮机/干燥机在整个进入过程保持自然通风。如果需要快速冷却，使用便携式通风扇增加通风。通过在内套中循环冷却水，快速降低蒸煮机/干燥机内外表面温度。进入前，先核查蒸煮机/干燥机中空气和内表面温度，确保达到准入条件，或正确穿戴防护服后再进入。

17.2.4.4 火和烟危害

仔细清理工作场所，使用局部通风排气和/或便携式风扇，保持焊接或切割作业清洁无害。

17.2.4.5 电击

保持蒸煮机/干燥机中使用的电子设备处在正常状态。

17.2.4.6 滑落和坠落

进入蒸煮机/干燥机之前清理残余油脂。

17.2.4.7 监护

当劳动者进入蒸煮机/干燥机后，作业负责人要在外面当监护者。

17.2.4.8 准入证

准入证要具体说明进入前如何做好隔离和其他准备工作。这对于蒸煮机/干燥机的生产线来说特别重要，可以不必关闭全部生产线，而安全进入某一个单元。

17.2.4.9 救援

必要时，监护者要呼叫消防部门。

## 17.3 油罐汽车、卡车和拖车、干槽车和拖车、铁路油罐车、类似的便携式油罐等的制造和维修保养

17.3.1 工作场所

油罐汽车、卡车和拖车、干槽车和拖车、铁路油罐车、类似的便携式油罐等。

17.3.2 制造过程

在制造这些油罐和干散装箱（dry－bulk carriers）的整个过程中，劳动者要不断进出。这些东西虽然形状各异，但制造过程很相似。

17.3.2.1 危险源

劳动者除了受到油罐构件或工具的机械危害，还会受到焊接烟雾和油罐内层涂料气体挥发物的危害。另外，很多蒸气和烟雾具有可燃性，如果没有正确通风，将导致火灾或爆炸。

17.3.2.2 职业危害控制

(1) 焊接。油罐或贮运器即将完成，劳动者只能通过检修孔进入操作，应当使用局部排风装置来排出焊接烟尘。焊接气罐决不能带进油罐或贮运器中。

(2) 内部涂层的使用。通过有效的机械通风，保持空气中可燃物质的浓度低于可燃下限（LFL）或爆炸下限（LEL）的10%。提供适宜的呼吸器，如果机械通风不能维持允许的呼吸条件，要提供另外的机械通风设施。

(3) 准入证。油罐或贮运器即将完成，只能通过检修孔进入操作，由于劳动者要反复进入，因此需发放“作业区准入证”，有效期一个月。

(4) 准入。只有作业负责人可以批准劳动者进入准入的油罐。在批准进入前，作业负责人必须确定油罐、拖车、干散装箱或卡车等满足准入要求。

(5) 监护者。作业负责人要安排1名监护者按照用人单位制定的方法与在油罐中工作的劳动者保持联系，以确保在油罐中工作的劳动者的安全。除非按照批准的救援程序，并且只有在呼叫了救援队，找到其他监护者或劳动者替代的情况下，监护者一般不能因为救援准入者或其他原因进入准入密闭空间。

(6) 通讯和观察。监护者和准入者应当在整个进入过程中始终保持通讯联系。在准入证上写明通讯方式可以为声音、无线电声音、在罐壁上敲打信号、拖拉绳子发信号，以及监护者观察到的在职业活动正常操作控制下产生的动作，如砍、磨、焊接、喷等发出的信号。要考虑这些活动常常产生很多噪音，而戴上必要的听力防护装置又难以通过声音联络。

(7) 救援程序。批准的救援程序包括派遣救援队进入、利用公共急救服务和破坏罐桶程序等。准入证要具体说明可以使用的救援程序，但如何选择要由作业负责人根据当时的环境作最后决定。（有些情况下，必须割破罐桶移出受伤的工人，因为通过检修孔移动会增加另外伤害的危险。然而，作业负责人必须保证选择的破坏程序不违反准入条款。例如，如果必须通过切割来破坏油罐，在需要焊接和切割点桶表面100 $cm^2$ 范围内必须没有挥发性的或易燃性的覆盖物，罐桶中的气体浓度必须低于可燃下限。）

(8) 救生绳和套索。标准中要求的救生绳和套索通常不适用于罐桶中，因为罐桶的内部构造、内部障碍和其他结构会阻止营救人员将受伤的准入者拽出。但是，除非可以使用切割罐桶来营救，否则还要训练救援队使用救生绳和套索，将受害的准入者从检修孔中移出。

17.3.3 修理或检修用过的罐桶和散装箱

17.3.3.1 危害来源

除了生产或制造油罐会遇到各种潜在危害之外，使用过的罐桶或拖车还含有残留的危险物质，这些物质是运输危险货物剩下的，或者是非危险货物的残留物通过化学反应或细菌分解产生的。

17.3.3.2 控制空气中的职业危害

使用过的罐桶只有在倒空、清洁（不进入）残留，并净化了空气的潜在危害后，拖到指定地点，才能允许进入。

(1) 焊接。除了清洗油罐时要控制气体危害，在需要焊接和切割点的表面，要剥去 100 $cm^2$ 或更多的涂层和表面材料，以保证焊接和切割时油罐的空气浓度低于可燃下限。

(2) 准入证。要在准入使用过的油罐拖车、干散装箱或拖车前，颁发一年有效的准入证。除了有进入前先清洁的要求，准入证上还要写明进入同类型新的油罐组装区的准入要求。

(3) 批准。只有作业负责人有权让劳动者在准入区域内进入罐拖车、干散装箱或卡车。作业负责人在授权劳动者进入前必须确定达到准入条件。

## 17.4 进入下水道系统

下水道系统的特点：第一，几乎没有方法去完全隔离要进入的空间（一个连续系统的一部分）；第二，因为隔离不完全，准入者或用人单位不能控制，空气会突然产生不可预料的致命危害（有毒、可燃或爆炸）；第三，由于频繁的进入，有经验的下水道工人对进入密闭空间和在密闭空间里工作都非常了解。进入下水道系统需要执行准入密闭空间管理程序。

17.4.1 遵守操作程序

用人单位应当指派那些经过下水道进入程序完整培训的劳动者，和那些在进入下水道时完全按照进入程序工作的劳动者进入下水道。

17.4.2 空气检测

进入者应该接受培训，应该配有带有报警系统和直读式大气检测设备，因为以下任何一种情况随时可能出现：氧气浓度小于 18%；可燃气体或蒸气的浓度在可燃下限的 10%；硫化氢最高容许浓度大于或等于 10mg/$m^3$ 以及一氧化碳 8 h 时间加权平均浓度大于等于 61.13 mg/$m^3$。空气检测设备应当根据厂商的说明书校准。在有害物质还没被辨识的情况下，最好先用氧气传感器/宽带传感器。因为不像特殊物质传感器，宽带传感器能够使用人单位全面了解空气中存在的碳氢化合物（可燃物）。然而，这种传感器仅能辨识某一类化学物质是否超出了危害阈限值。它们不能测量某种特殊污染物的水平。因此，在对确实存在或潜在的有害物质已经辨识的情况下，最好使用能测量某种物质水平的特殊设备。当决定是否采取措施保护劳动者（例如通风或配备个人保护装备），设备和所进入的空间是否满足准入条件时，对于用人单位来说最重要是的使用特殊物质测量仪器来进行测量。然而，下水道的环境可能突然意外改变，特殊物质测量仪器可能不能检测出存在于下水道环境中潜在致命危害的空气有害物质。

准入者进入下水道工作时应当携带所选的检测设备，用于检测进入环境的大气浓度，并且在准入者向前移动之前，应使用检测仪器来警告准入者不正确的进入。在相同时间地点几个准入者一起工作，可由领队携带 1 台仪器。

17.4.3 大泄漏

下水道工作者在可能的情况下应与当地气象局、火灾和应急服务机构保持联系，以免下水道工作被延迟或阻断，进入线可能随时被雨水或大火堵住，或者可燃物或其他有害物质在工业或运输事故中进入下水道。

17.4.4 特殊设备

进入大下水道要使用特殊的设备。这种设备包括带有报警器的大气检测仪，至少提供 10 min 空气贮备的逃生携气式呼吸器（或其他经过认定的自救仪器）和防水照明灯，也包括小船、木筏、发报机和缠住突出物拉自己离开所需的绳子。

# 密闭空间
# 各类作业人员的培训指南

# 18 密闭空间职业卫生培训要求

## 18.1 对用人单位的培训要求

18.1.1 培训对象

包括准入者、监护者、作业负责人、应急救援人员等。

18.1.2 何时进行培训

出现以下情况应对劳动者进行培训：上岗前；换岗前；当密闭空间的职业危害因素发生变化时；用人单位认为密闭空间作业程序出现问题，或劳动者未完全掌握操作程序时；制定和发布最新作业程序文件时。

18.1.3 培训内容

包括密闭空间的职业危害、各种程序文件等。

## 18.2 准入者的培训要点

18.2.1 准入要素

（1）要进入的密闭空间的名称和类型；

（2）准入的目的；

（3）准入的日期和期限；

（4）作业负责人姓名；

（5）准入者姓名；

（6）监护者姓名；

（7）准入密闭空间存在的职业危害；

（8）所使用的隔离密闭空间的方法；

（9）进入前消除或控制职业危害的措施；

（10）准入条件；

（11）初始和定期检测结果；

（12）应急救援服务；

（13）通讯程序；

（14）所需要的设备；

（15）其他相关的安全信息；

（16）其他工作。

18.2.2　准入程序

（1）了解如何得到准入；

（2）作业负责人负责签署许可，批准进入；

（3）审核所有信息已按要求填写；

（4）准入者必须得到批准；

（5）审核所有必须设备已准备好；

（6）确保准入程序清楚无误容易理解；

（7）一切准备就绪方可签署许可；

（8）准入前公布准入证；

（9）作业负责人能够随时注销准入证。

18.2.3　使用其他进入程序要求

（1）当空气中仅存一种危害因素而且已经通过机械通风控制时，应当容许使用其他进入程序；

（2）用人单位应提供检测档案/监督/支持数据；

（3）证明材料应当包括：日期、位置、提供证明材料者签名；

（4）准入者能获得证明材料；

（5）准入者应当能够观察空气监测数据。

18.2.4　了解密闭空间如何重新分类

（1）准入密闭空间可重新划为无需准入密闭空间；

（2）无需准入空间应当不包含空气危害物；

（3）进入前将所有危害消除；

（4）证明材料应当包括：日期、位置、提供证明材料者签名，准入者应当获得证明材料。

18.2.5　了解密闭空间职业危害

（1）吞没；

（2）空气危害：缺氧、富氧、有毒污染物、可燃污染物；

（3）安全和健康危害；

（4）暴露症状、体征和后果。

18.2.6　掌握如何正确使用设备

（1）应当掌握的主要设备、技术：检测、监测、通风、通讯、个人防护用品、照明设备、障碍物和庇护物、安全入口/出口、应急救援设备；

（2）能证明劳动者已经掌握使用设备的知识和技能；

（3）正确使用和维护直读检测仪器；

（4）准入者应当能观察监测或检测，包括进入前和定期检测结果；

（5）准入者可以要求重新评估密闭空间条件；

（6）准入者应当立即提供检测结果。

18.2.7 通讯程序

（1）监护者应当与准入者保持联络以监测准入者的生命状况。

（2）监护者应当能向准入者发出撤离警报。

（3）以下情况下准入者应当向监护者报警：

1）出现暴露症状或者体征；

2）出现危险情况；

3）出现禁止条件。

（4）如果准入者探测到以下情况应当撤离：

1）出现暴露症状或体征信号；

2）出现禁止条件；

3）撤离报警。

18.2.8 应急救援程序

（1）委托或者建立自己的应急救援队。

（2）根据应急救援能力选择救援服务。

（3）应当告知救援队密闭空间的危害。

（4）为应急救援队提供机会到密闭空间培训演练。

（5）呼叫应急救援服务。

（6）验证应急救援服务随叫随到。

（7）应当为准入者提供吊救设备：

1）全身套具；

2）救身索；

3）腕套。

（8）除非经过培训而且救援人员到达，监护者不应当进入密闭空间。

18.2.9 多个单位协调作业

（1）承包商应当协调进入操作；

（2）作业负责人应当判定进入作业符合准入要求；

（3）应当一直维持准入条件。

## 18.3 监护者的培训要点

18.3.1 准入要素

（1）要进入的密闭空间名称和类型；

（2）准入目的；

（3）准入日期和期限；

（4）准入者姓名；

（5）监护者姓名；

（6）作业负责人姓名；

（7）准入空间的职业危害；

（8）隔离准入密闭空间的措施；

（9）进入前消除或控制准入空间危害的措施；

（10）准入条件；

（11）初始和定期检测结果；

（12）应急救援服务；

（13）通讯程序；

（14）所需要的设备；

（15）其他相关安全信息；

（16）任何工作许可。

18.3.2 准入程序

（1）明确如何获得准入；

（2）作业负责人签署准入，批准进入；

（3）审核所需信息都已经按要求填写；

（4）保证准入者得到准入证；

（5）审核所有必需设备都符合要求；

（6）确保进入程序清楚明白容易理解；

（7）准备工作就绪后才能签署许可；

（8）进入前公布准入证；

（9）作业负责人能随时取消准入。

18.3.3 使用其他进入程序的要求

（1）当密闭空间的有害因素只有一种，并用机械通风控制了时，可以选择其他进入程序；

（2）用人单位应当提供书面监测材料/监督材料/支持材料；

（3）证明材料应当包括：日期；位置；准入证签发者签名；

（4）使准入者获得证明材料；

（5）准入者应当能看到空气检测结果。

18.3.4 了解密闭空间如何重新分类

（1）准入空间可以重新划分为无需准入空间；

（2）准入空间应当不含有空气有毒物质；

（3）不进入将所有有害因素消除；

（4）证书应当包括：日期、地点、批准者签名。

18.3.5 了解密闭空间的危害

（1）吞没；

（2）空气有害因素：缺氧、富氧、有毒污染物、可燃性污染物；

（3）安全和健康危害；

（4）暴露后症状、体征和后果。

18.3.6 危害造成的主要行为改变

（1）空气缺氧的结果；

（2）吸入过多氧气的症状；

（3）其他危害暴露结果；

（4）疲劳症状。

18.3.7 必须准确记录准入者的数量

（1）监护者应当与准入者保持联系；

（2）按准入证验明准入者身份。

18.3.8 监护者的工作非常重要

（1）监护者负责监测密闭空间条件；

（2）监护者负责监测密闭空间内条件；

（3）在作业期间监护者应当监守在密闭空间外，直到另一监护者接替。

18.3.9 掌握如何正确使用设备

（1）应当掌握的主要设备、技术：检测、监测、通风、通讯、个人防护用品、照明设备、障碍物和庇护物、安全入口/出口、应急救援设备；

（2）监护者应当掌握使用设备的知识和技能；

（3）能够正确使用和维护直读式检测设备；

（4）准入者应当能观察监测或检测，包括进入前和定期检测结果；

（5）准入者可以要求重新评估进入条件；

（6）准入者应当立即提供测定结果。

18.3.10 通讯程序

（1）监护者应当与准入者保持联系以监测准入者的生命状况。

（2）监护者应当在需要撤离时警报准入者。

（3）以下情况准入者应当向监护者报警：

1）出现危险情况；

2）出现禁止条件。

（4）准入者探测到以下情况应当撤离：

1）出现暴露症状或体征的信号；

2）出现禁止条件；

3）撤离报警。

（5）何时要求准入者撤离：

1）出现禁止条件；

2）观察到行为改变；

3）空间外出现要求撤离的情况；

4）监护者不能安全履行职责。

18.3.11 应急救援程序

（1）可以委托或建立自己的应急救援服务。

（2）根据应急救援能力选择应急救援服务。

（3）应当告知应急救援队密闭空间的职业危害。

（4）为应急救援队提供机会到密闭空间进行演练。

（5）呼叫应急救援服务。

（6）审核随时能够呼叫得到应急救援服务。

（7）为准入者提供吊救装备：

1）全身套具；

2）救身索；

3）腕套。

（8）除非经过培训并且救援人员已到达，监护者不能进入密闭空间。

18.3.12 与多个单位合作

（1）应当协调进入作业操作程序；

（2）作业负责人应当确定进入操作符合准入要求；

（3）一直维持准入条件。

## 18.4 作业负责人的培训要点

18.4.1 准入要素

（1）要进入的密闭空间的名称和类型；

（2）准入的目的；

（3）准入的日期和期限；

（4）准入者姓名；

（5）监护者姓名；

（6）作业负责人姓名；

（7）密闭空间存在的职业危害；

（8）用于隔离密闭空间的措施；

（9）进入前用于消除或控制密闭空间职业危害的措施；

（10）准入条件；

（11）初始和定期监测结果；

（12）应急救援服务；

（13）通讯程序；

（14）所需要的设备；

（15）其他相关的安全信息；

（16）其他工作。

18.4.2　准入方法

（1）检查准入项目；

（2）进入前完成所有检测；

（3）审核已完成所需程序；

（4）确保所有个人防护用品和设备都已经备齐备好；

（5）在作业负责人注销准入证前上述设备满足要求。

18.4.3　准入程序

（1）了解如何获得准入；

（2）作业负责人负责签署准入证，批准进入；

（3）审核所有信息已按要求填写；

（4）审核所有必须设备已准备好；

（5）确保进入程序清楚明白容易理解；

（6）在一切就绪前不要签署准入证；

（7）进入前公布准入证；

（8）作业负责人能够随时注销准入证。

18.4.4　使用其他进入程序的要求

（1）空间中存在唯一的有毒物质，并且已经使用机械通风控制时，允许使用其他进入程序；

（2）雇主应当提供监测文件/监督/支持数据；

（3）使用其他进入程序要求；

（4）证明文件应当包括：日期、位置、提供证明文件者签名；

（5）使用其他进入程序要求；

（6）准入者能获得证明文件；

（7）准入者能观察空气监测数据。

18.4.5　掌握密闭空间如何重新划分

（1）准入密闭空间可重新划为无需准入密闭空间；

（2）准入密闭空间应当无环境危害；

（3）不用进入将所有危害消除；

（4）重新划分密闭空间；

（5）证明文件应当包含：日期、位置、提供证明文件者签名；

（6）进入者能获得证明文件。

## 18.5　应急救援队伍的培训要点

18.5.1　准入要素

（1）要进入的密闭空间的名称和类型；

（2）准入的目的；

（3）准入的日期和期限；

（4）作业负责人姓名；

（5）准入者姓名；

（6）监护者姓名；

（7）准入密闭空间存在的职业危害；

（8）所使用的隔离密闭空间的方法；

（9）进入前消除或控制职业危害的措施；

（10）准入条件；

（11）初始和定期检测结果；

（12）应急救援服务；

（13）通讯程序；

（14）所需要的设备；

（15）其他相关的安全信息；

（16）其他工作。

18.5.2　PPE 和救援设备

（1）化学防护服；

（2）眼睛和面部防护；

（3）呼吸防护。

18.5.3　救援用 PPE

(1) 头部防护；

(2) 脚部防护；

(3) 听力防护。

18.5.4 吊救系统

(1) 吊救系统用于非进入救援；

(2) 准入者应当配戴胸、腰部或全身套具；

(3) 救身索固定；

(4) 如果套具不可行可以选择使用腕套；

(5) 如增加危险，可不要求使用吊救系统。

18.5.5 准入程序

(1) 了解如何获得准入；

(2) 作业负责人负责签署许可，批准进入；

(3) 审核所需信息已按要求填写；

(4) 准入者必须得到批准；

(5) 审核所需设备准备好；

(6) 确保进入程序清楚明白容易理解；

(7) 一切准备就绪方可签署许可；

(8) 进入前公布准入证；

(9) 作业负责人可在任何时候注销许可。

18.5.6 了解密闭空间危害

(1) 吞没；

(2) 空气危害因素：缺氧、富氧、有毒污染物、可燃性污染物；

(3) 安全和健康危害；

(4) 暴露后症状、体征和后果。

18.5.7 危害导致的行为改变

(1) 空气缺氧后果；

(2) 吸入过多氧气症状；

(3) 其他危害暴露后果；

(4) 疲劳症状。

18.5.8 履行救援职责

负责救援的劳动者应当按以下要求接受培训：

18.5.8.1 作为准入者

18.5.8.2 救援职责

18.5.9 物质安全数据清单

(1) 了解 MSDSs 放置的地方；

(2) 了解如何理解相关信息。

18.5.10 急救和心肺复苏术

(1) 救援队应当经过急救和心肺复苏术培训；

(2) 至少有一人持有有效的资质证书；

(3) 保持资质证书在有效期内；

(4) 培训资源包括：有资质的医院、中毒控制中心等。

18.5.11 救援演练

(1) 救援队应当演练以确保救援计划适当；

(2) 救援者有机会到密闭空间演练；

(3) 至少每 12 个月进行一次演练；

(4) 救援演练时应当将仿真人模具或者真人救出空间；

(5) 选择有代表性的空间进行演练。

# 密闭空间职业事故案例

# 19 苯的氨基和硝基化合物引起的中毒事故

## 案例 1：某装卸区发生苯胺中毒事故

**时间：** 1984 年 4 月 9 日

**地点：** 某装卸区

**岗位或操作：** 货轮底舱装卸

**毒物名称：** 苯胺

**中毒病名：** 急性苯胺中毒

**事故中毒人数：** 1 人

**经过：** 事故当晚 11 时，装卸工甲（男，21 岁）进入某货轮底层船舱装卸苯胺，因铁桶之间碰撞后，苯胺溢出残留仓内，甲感到有难闻的气味即改去搬运其他物品，临下班时重返原舱装卸苯胺，随即出现口唇、手指青紫等中毒症状，由作业区卫生部门将甲急送市有关职业病防治机构救治，诊断为急性苯胺中毒。4 月 11 日上午经卫生部门测定，苯胺浓度严重超标。调查还发现，船舱通风不良，作业时未执行强制性通风措施，遇有包装破损时也不立即采取紧急措施予以洗消，致使苯胺在闷热的舱内大量挥发，装卸工缺乏有效的个人防护用品，高浓度的苯胺通过皮肤、呼吸道两条途径进入机体而发生中毒。

该港区于 1981 年 7 月 21 日在某货轮内装卸邻甲苯胺时也发生过一起 4 例邻甲苯胺中毒事故。

**事故要点分析：**

（1）密闭空间的特点：船舱属于密闭设备。

（2）该船舱可能存在的职业危害：有毒有害物质苯胺泄漏，直接引起中毒；有毒有害气体使得氧气浓度下降，引起缺氧。

（3）未按照密闭空间管理程序进行管理。

## 案例 2：某化工厂甲醚车间发生对硝基氯化苯中毒事故

**时间：** 1985 年 5 月 18 日

**地点：** 某化工厂

**岗位或操作：** 甲醚车间抢修

**毒物名称：** 对硝基氯化苯

**中毒病名：** 对硝基氯化苯中毒

**事故中毒人数：** 4 人

**工艺流程：** 对硝基氯化苯、氢氧化钠、甲醇在 70～90 ℃条件下反应生成对硝基苯甲醚，后者再与硫化钠、水在 107～130 ℃条件下反应生成对氨基苯甲醚。

**经过：** 事故当日，甲醚车间 2 号反应锅发生故障，全厂停工，清洗工用水和蒸气溶解锅内残留物质，但夹套内遗迹并未清除干净。20 日上午 10 时，由车间主任甲、工人乙、工人丙等人，在毫无防护的情况下进入深 3 m、直径 1.8 m、进口孔径 0.4 m 的 2 号反应锅的锅底检查，随即轮流对锅底更换的 0.8 $m^2$ 钢板进行氧气切割，除午餐半小时外，持续到下午 6 时，3 人均感到轻微头痛，咽喉部不适，21 日上午 10 时再由副厂长丁带领上述 3 人分二班轮流进锅底拼焊，下午 3 时，4 人均感头痛加剧，全身困乏、面色发黑、口唇青紫，并感腹胀，继而恶心、呕吐，于当晚 8 时即送县级医院，又转送市级医院诊治，诊断为急性对硝基氯化苯中毒。

**事故要点分析：**

(1) 密闭空间的特点：反应锅属于密闭设备。

(2) 该反应锅可能存在的职业危害：有毒有害气体残留；焊接耗氧导致缺氧；焊接产生有毒气体和电、热等其他职业危害。

(3) 未按照密闭空间管理程序进行管理。

### 案例 3：某合成染料厂发生邻甲苯胺中毒事故

**时间：** 1989 年 4 月 5 日

**地点：** 某合成染料厂

**岗位或操作：** 检修还原炉

**毒物名称：** 邻甲苯胺

**中毒病名：** 邻甲苯胺中毒

**事故中毒人数：** 3 人

**经过：** 某市某合成染料厂邻甲苯胺车间还原炉因操作工违章操作，致生产线上一台搅拌机失灵无法正常升降，造成还原炉炉底铁粉结块，影响了产品质量，不能进行正常生产，因此厂方决定停炉清洗、检修和开凿。检修前还原炉在冷却 22 h 后再用清水冲洗，然后再用水浸，经反复多次并待还原炉冷却后准备进行开凿。事故当日上午 9 时，当班工甲、乙、丙 3 人佩戴活性炭口罩，先后开始轮流下炉进行操作（凿铁粉块），每次下炉操作时间约

20 min,工作至上午 11 时结束，无明显不适，仅感恶心、头痛和热感。中午车间主任发现 3 人脸面、口唇和手指均有青紫现象，经诊治，诊断为急性轻度邻甲苯胺中毒。经现场测试，4 月 5 日下午 5 时的邻甲苯胺空气中浓度为 12.65～18.86 $mg/m^3$。

**事故要点分析：**

(1) 密闭空间的特点：还原炉属于密闭设备。

(2) 该还原炉可能存在的职业危害：清洁密闭空间（凿铁粉块）时有毒有害气体逸出；同时氧气被其他气体置换，导致缺氧。

(3) 未按照密闭空间管理程序进行管理。

### 案例 4：某化工厂对氯苯胺气体逸出发生中毒事故

**时间：**1992 年 11 月 30 日

**地点：**某化工厂

**岗位或操作：**蒸气清理试生产反应后残余物

**毒物名称：**对氯苯胺

**中毒病名：**急性对氯苯胺中毒

**事故中毒人数：**2 人

**工艺流程：**由对硝基氯化苯加铁粉、水、盐酸后经还原反应产生对氯苯胺。反应结束后在还原分离桶内尚有少许铁泥要用铁锹铲出。

**经过：**事故当日凌晨 0 时 30 分，甲（男，40 岁）、乙（男，24 岁）2 名工人开始从分离桶内铲铁泥，由于天气冷，铁泥结块，至凌晨 3 时，工人开始向分离桶内冲水蒸气，并将铁泥铲出。此时有大量对氯苯胺气体逸出，车间虽备有个人防护用品，但劳动者均未佩戴。早晨 5 时 30 分，2 名工人自觉头痛、恶心、胸闷、口唇及手指青紫，才停止工作，到上午 8 时就诊，诊断为急性对氯苯胺中毒。

**事故要点分析：**

(1) 密闭空间的特点：分离桶属于密闭设备。

(2) 该分离桶可能存在的职业危害：清洁密闭空间（铲铁泥）时加入水蒸气，与铁泥反应后产生有毒有害气体。

(3) 未按照密闭空间管理程序进行管理。

# 20 刺激性气体引起的中毒事故

**案例5：某铜棒厂发生氮氧化物中毒**

**时间：**1995年1月19日

**地点：**某铜棒厂酸洗车间

**岗位或操作：**清理酸洗槽内散落的废矿渣

**毒物名称：**氮氧化物

**中毒病名：**急性氮氧化物中毒

**事故中毒人数：**1人

**经过：**某市某铜棒厂酸洗车间共有9只酸洗槽，每只酸洗槽容积约3.5 $m^3$。事故当日上午9时，酸洗车间清洗酸洗槽，在将东侧第一只酸洗槽内的5只盛放硫酸铜、硝酸铜废渣的塑料桶吊上来时，有两只桶把手损坏，致使桶内物散落在槽内，操作工甲见状，便带两只桶进入槽内，用铁锹将散落的废渣装入桶内，共入槽4次，每次约30 s，间隔约15 min，并在离槽约1.5 m处吸烟，在下槽时只戴普通纱布口罩。上午10时自感胸闷停止工作，下午5时胸闷加剧，出现呼吸困难，送市职业病防治所，诊断为急性轻度氮氧化物中毒。

**事故要点分析：**

(1) 密闭空间的特点：酸洗槽属于地上密闭空间。

(2) 该酸洗槽可能存在的职业危害：有毒有害气体残留；清洁密闭空间时，废渣中逸出有毒有害气体。

(3) 未按照密闭空间管理程序进行管理。

**案例6：某钼矿爆破采矿导致急性氮氧化物和一氧化碳混合气体中毒事故**

**时间：**2002年11月8日

**地点：**某钼矿

**岗位或操作：**钼矿爆破井下出渣

**毒物名称：**氮氧化物和一氧化碳

**中毒病名：**急性混合气体中毒

**事故中毒人数：**6人中毒，其中1人死亡

**经过：**11 月 7 日上午 9 时许，钼矿爆破作业，由于停电未进行机械通风，第二天上午 6 时，两名出渣工兼风机工进洞通风出渣，甲在准备通风机时，发现乙昏倒在离斜井底部 5 m 左右的巷洞里，甲去拖乙时也感觉头昏，便逃到洞外求救。乙经抢救无效死亡，甲经积极治疗次日痊愈出院。

事故当日晚上 7 时许，该矿洞长的父亲认为洞内死人不吉利，遂请了 4 名道士进洞搞迷信活动，结果 4 人也中毒，幸救治痊愈。

**事故要点分析：**

(1) 密闭空间的特点：矿井属于地下密闭空间。

(2) 该矿井可能存在的职业危害：爆破产生大量有毒有害气体氮氧化物和一氧化碳；爆炸消耗氧气，导致缺氧；爆破产生热、塌方等其他职业危害。

(3) 未按照密闭空间管理程序进行管理，不良救援。

## 案例 7：某化工厂堵漏导致缺氧窒息并乙醛中毒死亡

**时间：**1991 年 6 月 17 日

**地点：**某化工厂

**岗位或操作：**维修储罐

**毒物名称：**乙醛

**中毒病名：**急性乙醛中毒

**事故中毒人数：**2 人中毒，其中 1 人死亡

**经过：**事故当日下午 3 时 15 分许，甲进入乙醛储罐内堵漏，被罐内乙醛乙醇溶液（乙醛 12%，乙醇 10%）蒸气熏蒸，导致缺氧窒息，昏倒在罐内。当班工人乙发现后下去营救未果，迅速出来。甲不治而亡，乙住院治疗 15d 后康复。

**事故要点分析：**

(1) 密闭空间的特点：储罐属于密闭设备。

(2) 该储罐可能存在的职业危害：储罐内有大量有毒有害气体，直接引起中毒；有毒有害气体导致氧气浓度下降，引起缺氧。

(3) 未按照密闭空间管理程序进行管理，不良救援。

## 案例 8：某食品厂疏通污水池发生三甲胺中毒死亡

**时间：**2000 年 5 月 25 日

**地点：**某食品厂

**岗位或操作：**疏通污水池

**毒物名称：**三甲胺

**中毒病名：**三甲胺中毒

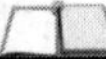

**事故中毒人数**：3人死亡

**经过**：事故当日上午7时30分，外地施工人员甲（男，34岁）、乙2人来到某食品厂疏通屠宰车间污水池，甲先下池作业，乙留在上面看守。甲下池约2 m左右即跌入池中，池内有0.6 m深的污水，乙喊人营救。食品厂工人丙、丁兄弟2人（男，29岁和31岁）先后下池营救，均到池的中部即跌入池内，地面人员先后向120和119报警，8时40分左右消防人员佩戴防毒面具下池将3人救出地面时已经身亡。现场空气浓度检测，污水面三甲胺浓度超标数百倍，考虑为三甲胺中毒昏迷，跌入污水中立即窒息致死。

**事故要点分析**：

（1）密闭空间的特点：污水池属于地下密闭空间。

（2）该污水池可能存在的职业危害：污水中有机物分解产生大量有毒有害气体三甲胺，直接引起中毒。

（3）未按照密闭空间管理程序进行管理，不良救援。

## 案例9：某厂清理沉淀槽发生甲醛中毒

**时间**：1999年5月30日

**地点**：某厂

**岗位或操作**：清理沉淀槽

**毒物名称**：甲醛

**中毒病名**：急性甲醛中毒

**事故中毒人数**：2人中毒，其中1人死亡

**经过**：事故当日下午7时，为了清理季戊四醇沉淀槽内未抽完的少量沉淀物质，在开启沉淀槽顶人孔盖1h40min后，清理工甲进入槽内，因感觉不适即出槽停止作业，1h25min后，甲再次进入槽内作业时昏倒。当班工人乙发现后下槽救护甲时也昏倒在槽内，因面朝下倒卧在10 cm深的含甲醛和乙醛稀浆中，阻塞呼吸致死。甲住院5 d后痊愈。两人均被诊断为急性甲醛中毒。

**事故要点分析**：

（1）密闭空间的特点：沉淀槽属于地下密闭空间。

（2）该沉淀槽可能存在的职业危害：有毒有害气体甲醛和乙醛残留。

（3）未按照密闭空间管理程序进行管理，不良救援。

# 21 窒息性气体引起的职业中毒事故

## 21.1 一氧化碳中毒

### 21.1.1 在检修生产设备时发生的急性一氧化碳中毒事故

**案例 10：某市制药厂维生素 C 车间急性一氧化碳中毒**

**时间：**1989 年 8 月 23 日

**地点：**某制药厂维生素 C 车间

**岗位或操作：**发酵缸内检修

**毒物名称：**一氧化碳

**中毒病名：**急性一氧化碳中毒

**事故中毒人数：**27 人中毒，其中 6 人死亡

**经过：**事故当日下午，维生素 C 车间在大修中进行空气试压，在第四次送气中（约 2 时 20 分），在某发酵缸内操作的工人先后昏倒，于是通风排除缸内有毒气体，大量气体从缸内逸出，又导致前来救援人员中毒。约 2 时 50 分，连接发酵缸的总过滤器被击穿，活性炭燃烧，使现场中毒情况加剧。共中毒 27 人，其中 6 人死亡。经测量，现场空气中一氧化碳浓度严重超标。

**事故要点分析：**

(1) 密闭空间的特点：发酵缸属于地上密闭空间。

(2) 该发酵缸可能存在的职业危害：缸内有毒有害气体一氧化碳逸出直接导致中毒；逸出的气体使得氧含量下降，导致缺氧；活性炭燃烧，导致缺氧。

(3) 未按照密闭空间管理程序进行管理，不良救援。

**案例 11：某公司检修反应罐发生急性一氧化碳中毒**

**时间：**1999 年 7 月 28 日

**地点：**某公司合成工段

**岗位或操作：**进入反应罐检修

**毒物名称：**一氧化碳

**中毒病名：**急性一氧化碳中毒

**事故中毒人数：**7人中毒，其中2人死亡

**经过：**事故当日为检修合成反应罐（系甲醇和一氧化碳催化反应罐），停产对反应罐加水冲洗，并检测反应罐内可燃气体（包括一氧化碳）合格后，颁发进罐许可证，2名工人未戴防毒面具，当晚进罐维修，13 min后求救，另5人未戴防毒面具先后进罐救人也相继中毒。后续抢救者戴上防毒面具将人救出，急送医院抢救，其中1人途中死亡，1人入院后30 min死亡。经测定，一氧化碳严重超标。

**事故要点分析：**

（1）密闭空间的特点：反应罐属于密闭设备。

（2）该反应罐可能存在的职业危害：有毒有害气体一氧化碳残留。

（3）未按照密闭空间管理程序进行管理，不良救援。

### 案例12：某化肥厂检修反应罐发生急性一氧化碳中毒

**时间：**1990年5月7日

**地点：**某化肥厂

**岗位或操作：**进入反应罐取检修遗失物品

**毒物名称：**一氧化碳

**中毒病名：**急性一氧化碳中毒

**事故中毒人数：**4人中毒，其中2人死亡

**经过：**事故当日进行常规大检修，发现新再生容器（处理吸收一氧化碳再利用的密闭装置）中遗失石棉垫一块，现场负责人甲吩咐2名钳工进罐取出，钳工因发现与新再生容器与旧再生容器转化阀门关闭不严，有一氧化碳泄漏，拒绝进罐。甲又吩咐检修班长乙进罐，乙进去后未有动静，丙进罐查看情况也中毒，随后又有2名工人进罐中毒。乙和丙经抢救无效死亡。现场测量罐内空气中一氧化碳浓度严重超标。

**事故要点分析：**

（1）密闭空间的特点：反应罐属于密闭设备。

（2）该反应罐可能存在的职业危害：有毒有害气体一氧化碳泄漏；氧气被泄漏的一氧化碳置换，导致缺氧发生。

（3）未按照密闭空间管理程序进行管理，不良救援。

### 案例13：某化肥厂检修锅炉发生急性一氧化碳中毒

**时间：**2001年12月15日

**地点：**某化肥厂废热锅炉

**岗位或操作：**进入锅炉检修

**毒物名称：**一氧化碳

**中毒病名：**急性一氧化碳中毒

**事故中毒人数：**2 人死亡

**经过：**事故当日 9 时，检修工人甲未戴防毒面具，下到废热锅炉中检修，约 2 min 后昏倒，同组乙未戴防毒面具下去救人，将甲送上炉筒外后即昏倒，同组丙试图拉甲的安全带营救未果，立即叫人来抢救，待救出时甲、乙二人已经死亡。

**事故要点分析：**

(1) 密闭空间的特点：锅炉属于密闭设备。

(2) 该锅炉内可能存在的职业危害：有毒有害气体一氧化碳残留；氧气被置换，导致缺氧。

(3) 未按照密闭空间管理程序进行管理，不良救援。

### 案例 14：某冶炼厂检修除尘器发生急性一氧化碳中毒

**时间：**1989 年 9 月 14 日

**地点：**某冶炼厂熔炼车间

**岗位或操作：**检修除尘器

**毒物名称：**一氧化碳

**中毒病名：**急性一氧化碳中毒

**事故中毒人数：**3 人

**经过：**事故当日下午 3 时左右，某市某冶炼厂熔炼车间进行试生产，1 号除尘器袋突然脱落，领导当即派装配工甲钻入除尘器底部进行检修。期间位于除尘器旁的 3 号吸风排毒装置突然“跳闸”而停止运转，致使熔炉中加焦炭后产生的大量一氧化碳气体经送风装置滞留在 1 号除尘器周围，在除尘器底部进行检修的甲当即中毒昏倒。另两名装配工见甲进去检修久不出来，即钻入除尘器底部进行察看，不料也相继中毒昏倒。事故发生后，厂方立即将 3 人送入医院抢救，医院诊断甲为重度一氧化碳急性中毒，另两名装配工轻度一氧化碳急性中毒。幸好抢救及时，3 人均得以生还。

**事故要点分析：**

(1) 密闭空间的特点：除尘器属于密闭设备。

(2) 该除尘器中可能存在的职业危害：排毒装置突然出现故障，致使熔炉中加焦炭后产生的大量一氧化碳气体滞留在除尘器周围。

(3) 未按照密闭空间管理程序进行管理。

### 21.1.2 在疏通管道和清理作业时发生的急性一氧化碳中毒事故

## 案例 15：某水泥厂立窑车间清理下料通道发生急性一氧化碳中毒

**时间：**1989 年 6 月 29 日

**地点：**某水泥厂立窑车间

**岗位或操作：**清理下料通道

**毒物名称：**一氧化碳

**中毒病名：**急性一氧化碳中毒

**事故中毒人数：**1 人

**经过：**事故当日下午 3 时左右，某水泥厂立窑车间下料系统通道被湿料堵塞，操作工甲负责清理通道，当甲打开窑顶盖子时，聚集在窑顶处的大量一氧化碳随烟气冲出，甲当即感到头晕、恶心、站立不稳，靠在炉顶旁栏杆上。同班工人见状，立即将甲背离现场，但未去医院就诊。半小时后，甲出现神智不清、四肢阵发性抽搐等症状，众人才将甲急送医院抢救脱险。

**事故要点分析：**

(1) 密闭空间的特点：下料通道属于密闭设备。

(2) 该下料通道可能存在的职业危害：聚集在窑顶处的大量一氧化碳逸出。

(3) 未按照密闭空间管理程序进行管理。

## 案例 16：复合肥厂尾气沉渣池发生急性一氧化碳中毒

**时间：**1999 年 3 月 7 日

**地点：**某化肥厂尾气沉渣池

**岗位或操作：**沉渣池维修

**毒物名称：**一氧化碳

**中毒病名：**急性一氧化碳中毒

**事故中毒人数：**2 人中毒，其中 1 人死亡

**经过：**事故当日下午 5 时，2 名维修工下到沉渣池，用水冲沉渣后半小时后，甲关掉水阀，在拿铲子下至烟道内清理烟道，因为铲不动，上到烟道外寻找工具时昏倒。另一工人乙到烟道观察时也昏倒。20 min 后 2 人被救出送医院，甲抢救无效死亡。

**事故要点分析：**

(1) 密闭空间的特点：沉渣池属于地下密闭空间。

(2) 该沉渣池可能存在的职业危害：该厂生产工艺中，将蔗渣燃烧后的热气和烟抽入烘烤筒，尾气进入沉渣池，其中含高浓度的一氧化碳和二氧

化碳。

(3) 未按照密闭空间管理程序进行管理。

**案例 17：某水泥制品公司清料发生急性一氧化碳中毒**

**时间：** 2001 年 8 月 24 日

**地点：** 某水泥制品公司二号窑烧成车间

**岗位或操作：** 水泥提升坑内清料

**毒物名称：** 一氧化碳

**中毒病名：** 急性一氧化碳中毒

**事故中毒人数：** 4 人中毒，其中 1 人死亡

**经过：** 事故当晚 9 时，烧成车间工人甲在提升机坑内清料时昏倒，班长发现后，喊来 2 名工人救人，3 人先后跳进坑内（坑深约 2 m），接连昏倒，后被人发现先后送往镇卫生院和市区院抢救，甲入院即死亡，其余 3 人送高压氧舱抢救后病情缓解。

**事故要点分析：**

(1) 密闭空间的特点：水泥提升坑属于地下密闭空间。

(2) 该水泥提升坑内可能存在的职业危害：由于工程设计缺陷，遇天气变化，造成收集烟尘的降尘室煤烟倒流，顺管道进入提升机坑内。清理密闭空间（在提升坑内清料）时，有毒有害气体一氧化碳逸出。

(3) 未按照密闭空间管理程序进行管理，不良救援。

## 21.2 急性硫化氢中毒

### 21.2.1 进入密闭空间作业时发生的急性硫化氢中毒

**案例 18：某废油净化厂发生急性硫化氢中毒事故**

**时间：** 2001 年 10 月 15 日

**地点：** 某废油净化厂某油罐

**岗位或操作：** 清理油罐

**毒物名称：** 硫化氢

**中毒病名：** 急性硫化氢中毒

**事故中毒人数：** 4 人死亡

**经过：** 事故当日清晨 7 时 30 分左右，某废油净化厂员工甲对 1 号油罐进行清理油渣，未按规定对罐内进行置换通风，未配戴防毒面具而进入罐内作业，半小时左右，员工乙、丙、丁发现员工甲昏倒在罐里，在没有采取任何

防护措施的情况下，先后进入罐内救人，也相应昏倒在罐内。后由周围工人与群众发现，从罐中抢救上来，均已呼吸心跳停止，送医院抢救无效，4 人全部死亡。

**事故要点分析：**

（1）密闭空间的特点：油罐属于密闭设备。

（2）该油罐内可能存在的职业危害：有毒有害气体硫化氢残留。

（3）未按照密闭空间管理程序进行管理，不良救援。

### 案例 19：某电气工程公司急性硫化氢中毒

**时间：**2001 年 7 月 16 日

**地点：**某电气工程公司电力隧道

**岗位或操作：**电力隧道井下作业

**毒物名称：**硫化氢

**中毒病名：**急性硫化氢中毒

**事故中毒人数：**7 人

**经过：**事故当日上午 9 时 30 分左右，某公司职工到某区电力隧道进行电缆接头作业，7 名工人在打开井盖后未进行通风的情况下，即下到井下三层（主隧道）作业，中午 12 时 30 分左右，工人甲想上地面，但爬到第二层时感到头晕乏力，随即掉到隧道底部失去知觉，井中其他人发现后，立即进行抢救，并呼井上人员救援，在抢救甲时，其他 6 人相继出现症状。井上人员发现后呼救 110、120，没有人员死亡。

**事故要点分析：**

（1）密闭空间的特点：隧道井属于地下密闭空间。

（2）该隧道井可能存在的职业危害：氧气被细菌消耗，导致缺氧；有机物分解产生有毒有害气体硫化氢。

（3）未按照完善的密闭空间管理程序进行管理。

### 案例 20：某化工公司清理碱溶罐发生急性硫化氢中毒事故

**时间：**2001 年 8 月 3 日

**地点：**某化工公司碱溶罐

**岗位或操作：**清洗碱溶罐

**毒物名称：**硫化氢

**中毒病名：**急性硫化氢中毒

**事故中毒人数：**5 人中毒，其中 3 人死亡

**生产工艺：**

苯胺＋$CS_2$＋S 加温→合成→碱溶→加硫酸中和→加水水洗→成品。

**经过：**事故当日下午 4 时 30 分左右，该厂工人准备清洗 3 m 高的碱溶罐，当第一位工人从顶部一直径约 45 cm 的圆孔下去时，当即死亡；第二人急忙下去相救也立即死亡；第三人去救，也立即死亡。此后，工人感到事态严重，立即报告，后进行有效营救，又发生 2 人中毒。此事故共发生 5 人中毒，其中死亡 3 人。

**事故要点分析：**

(1) 密闭空间的特点：碱溶罐属于密闭设备。

(2) 该碱溶罐内可能存在的职业危害：有毒有害气体硫化氢残留，直接导致中毒死亡。

(3) 未按照密闭空间管理程序进行管理，不良救援。

## 案例 21：某广场污水井发生急性硫化氢中毒事故

**时间：**2001 年 8 月 16 日

**地点：**某广场污水井

**岗位或操作：**维修水泵

**毒物名称：**硫化氢

**中毒病名：**急性硫化氢中毒

**事故中毒人数：**19 人中毒，其中 3 人死亡

**经过：**8 月 15 日某广场地下室 181 号污水井的水泵发生故障，即要求原建设承包单位派人维修，承建单位再要求某市政工程公司派人维修。8 月 16 日上午 9 时 30 分，维修开始，13 时 15 分左右，甲在污水井边用竹竿将污水搅动几下，即刻坠入井中，现场乙和丙见状相继上前救助，随即也前后坠入井中。当时在场的丁和戊 2 人用对讲机向地面报急，并先后向 120 和 119 求助。某广场物业管理公司多名管理人员赶到现场，随后救护和消防人员赶到，消防人员在佩戴氧气面罩的保护下将 3 名坠井人员打捞上来，在送到医院时即死亡，现场的物业救护人员 16 名也产生头晕、胸闷、恶心和呕吐等症状，也随即陆续到医院进行高压氧仓等治疗后痊愈。

调查发现，181 号污水井口地下一层的一间小房间内，房间外有一条约长十来米的过道通向上底层的楼梯，井口长方形（2.5 m×2 m），井深 4.8 m，长 2.5 m，宽 2 m，污水水深 3 m。某卫生监督所在下午 4 时 10 分测出井口至井下的硫化氢浓度严重超标，未检测到一氧化碳。操作人员完全不了解污水有产生致命的高浓度硫化氢的危险；现场没有配置硫化氢报警装置；污水井所处地下室通风条件不良。操作人和部分救护人员没有个人防护设施。

**事故要点分析：**

(1) 密闭空间的特点：污水井属于地下密闭空间。

(2) 该污水井可能存在的职业危害：搅动污水时，有毒有害气体硫化氢逸出直接导致死亡。

(3) 未按照密闭空间管理程序进行管理。

## 案例 22：某油脂加工厂清洗油渣池发生急性硫化氢中毒

**时间：** 2001 年 9 月 29 日

**地点：** 某油脂加工厂

**岗位或操作：** 清洗油渣池

**毒物名称：** 硫化氢

**中毒病名：** 急性硫化氢中毒

**事故中毒人数：** 5 人中毒，其中 1 人死亡

**经过：** 事故当日上午 9 时，该厂甲、乙对本厂油料残渣腐化 1 号池进行抽水清洗，10 时 20 分因抽水泵发生堵塞，甲下井疏通，约 2 min 昏倒井下，乙见状大呼救人，即下池救人也倒下，随后又有 3 人陆续下井救人，分别昏倒在池下。本次事故发生硫化氢中毒 5 人，其中死亡 1 人。

调查发现，硫化氢浓度严重超标；现场没有配置硫化氢报警装置；操作人员和救护人员没有个人防护设施。

**事故要点分析：**

(1) 密闭空间的特点：油渣池属于地下密闭空间。

(2) 该油渣池可能存在的职业危害：有毒有害气体硫化氢逸出直接导致中毒。

(3) 未按照密闭空间管理程序进行管理，不良救援。

## 案例 23：某市政工程公司发生急性硫化氢中毒事故

**时间：** 2001 年 5 月 22 日

**地点：** 某工地污水提升井

**岗位或操作：** 污水提升井内作业

**毒物名称：** 硫化氢

**中毒病名：** 急性硫化氢中毒

**事故中毒人数：** 2 人中毒，其中 1 人死亡

**经过：** 事故当日晚 12 时，某市政工程公司 6 名工人在某工地污水提升井施工时，其中 2 名工人在 6 m 深（直径 1.75 m）的井底挖土，将井底旧水泥管道当作水泥块凿开，旧管道的污水和臭气喷出，当场将 2 名工人熏倒，井

上4名工人见状，立即拨打110、119、120请求援助。次日凌晨1时分别将2名中毒者送往医院，其中1名死亡。

调查发现，井下作业没有进行通风；没有标明井底水管位置；操作者没有佩戴防护设备。

**事故要点分析：**

（1）密闭空间的特点：污水提升池属于地下密闭空间。

（2）该污水提升池内可能存在的职业危害：有机物分解产生大量有毒有害气体硫化氢；同时消耗氧气导致缺氧；在井底挖土时有毒有害气体硫化氢从土中逸出直接导致中毒。

（3）未按照密闭空间管理程序进行管理。

## 案例24：某污水处理厂窨井疏通作业发生急性硫化氢中毒

**时间：**1996年5月16日

**地点：**某污水处理厂

**岗位或操作：**窨井疏通作业

**毒物名称：**硫化氢

**中毒病名：**急性硫化氢中毒

**事故中毒人数：**4人中毒，其中1人死亡

**经过：**事故当日中午12时左右，某污水处理厂为疏通污水管道，打开了6只窨井盖抽取污水，下午2时左右，井内污水抽至露管口，民工甲自己用绳子绑住腰部，没有佩戴防毒面具先下井作业，下井后甲用榔头、凿子等敲凿管道内的石块，一块砖块被敲落，管道内的污水冲了出来，甲随即昏迷不动。在井口上守望的民工乙发现有异，想拉甲出井，因绳子松开无法拉出，乙下井救人，也即刻昏倒在井内。井上丙等另2名民工立即用绳子系住自己的腰部下井救人，将乙救出再次下井时也昏倒在井内。污水厂职工丁系绳下井，先后将丙和甲救出井外后昏倒在路边。在场的其他职工将4人急送医院抢救，第一个下井作业的民工甲已不治身亡，另3名工人出现脑水肿等病危症状，经医院抢救脱险，诊断为急性重度硫化氢中毒。

**事故要点分析：**

（1）密闭空间的特点：窨井属于地下密闭空间。

（2）该窨井可能存在的职业危害：作业时导致有毒有害气体硫化氢大量逸出直接引起中毒。

（3）未按照密闭空间管理程序进行管理，不良救援。

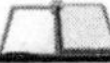

## 案例 25：某市政工程队修理排污管道发生急性硫化氢中毒事故

**时间：**1996 年 6 月 6 日

**地点：**某市政工程队污水施工点

**岗位或操作：**污水井下施工

**毒物名称：**硫化氢

**中毒病名：**急性硫化氢中毒

**事故中毒人数：**4 人中毒，其中 1 人死亡

**经过：**某新村在建道路市政工程大部分工程已经完工，但新村化粪池尚未与排污管接通。由于新村建设单位未经市环卫局的同意，私自将粪便直接排放到污水总管，结果影响了道路市政工程的污水排放。事故当日下午 3 时左右，市政工程队甲、乙和丙 3 位民工，带铁杆、榔头等工具至一窨井处准备下窨井凿洞，该窨井深 4.14 m，直径 0.75 m。甲首先下井凿洞，作业了约 5 min 后自觉胸闷便上井休息；然后乙下井继续凿洞，约 15 min 后也上井来到地面休息；接着丙下井作业。在窨井口观察的甲发现异常，大声呼叫不应，乙即下井抢救，刚抱起丙就昏倒在井下。甲见势不妙，急忙到工地呼救，同时打电话向派出所民警求援。工地施工人员丁和戊即刻赶到现场，用绳子系住自己的腰部，并用湿毛巾捂住嘴部下井救人，相继将乙、丙救出井外。在救人过程中，丁和戊也吸入过量硫化氢气体而中毒。下午 4 时左右，4 人被送至医院抢救。由于乙和丙病情严重，被转送其他医院送入高压氧舱进行治疗，丙终因中毒过深于 6 月 9 日身亡，乙等 3 人抢救脱险，得以生还。

**事故要点分析：**

(1) 密闭空间的特点：窨井属于地下密闭空间。

(2) 该窨井可能存在的职业危害：有机物分解产生大量有毒有害气体硫化氢；同时消耗氧气导致缺氧。

(3) 未按照密闭空间管理程序进行管理，不良救援。

## 案例 26：某化工厂发生急性硫化氢中毒事故

**时间：**2001 年 7 月 10 日

**地点：**某化工厂

**岗位或操作：**检修溶解釜

**毒物名称：**硫化氢

**中毒病名：**急性硫化氢中毒

**事故中毒人数：**2 人死亡

**工艺流程：**

（1）磺化（硫酸汞，烟酸，蒽醌）水解→压滤→除汞釜→压滤→盐析釜→成品滤剂

（2）1－磺酸盐→溶解釜→氯化釜→成品滤剂

**经过：**由于溶解釜的吸收装置和除汞釜的吸收装置有阀门相连，并且操作工人误操作忘了关阀门，导致除汞釜吸收器中的硫化氢一整夜倒流入溶解釜，次日早上工人进入检修溶解釜时无完善防范措施，立刻昏倒，另一工人下去救助，相继昏倒，均当场死亡。

**事故要点分析：**

（1）密闭空间的特点：溶解釜属于密闭设备。

（2）该溶解釜内可能存在的职业危害：由于阀门未关闭导致大量有毒有害气体硫化氢聚积，导致进釜作业人员直接死亡。

（3）未按照密闭空间管理程序进行管理，不良救援。

21.2.2　纸浆池清理发生的急性硫化氢中毒

## 案例 27：某纸业有限公司发生急性硫化氢中毒事故

**时间：**2001 年 10 月 26 日

**地点：**某纸业有限公司纸浆池

**岗位或操作：**拆卸制浆泵

**毒物名称：**硫化氢

**中毒病名：**急性硫化氢中毒

**事故中毒人数：**15 人中毒，其中 2 人死亡

**经过：**事故当日上午 8 时左右，该厂制浆一车间因一只制浆泵损坏，需要将另一只近半年未使用的衬浆池纸浆泵拆下更换，3 名职工在拆卸过程中，因泵体连接衬浆池管中浆液裹高压有毒气体喷出而导致在场 3 名职工窒息倒地，当即被正在二楼纸浆池边工作的 1 名女工发现，迅即呼救，随之有 12 名缺乏救护常识的参与救护人员也相继倒卧在附近现场。经诊断，发生硫化氢中毒 15 人，其中重度中毒 5 人（死亡 2 人），中度中毒 4 人，轻度中毒 5 人。

**事故要点分析：**

（1）密闭空间的特点：纸浆池属于地上密闭空间。

（2）该纸浆池可能存在的职业危害：制浆车间衬浆池停用近半年，池中的泥浆发酵而产生的大量有毒有害气体硫化氢积留在池和连接泵体管道中，因拆泵而使池、管中大量的浆液和硫化氢在单位时间内高压喷出直接导致中毒。

（3）未按照密闭空间管理程序进行管理，不良救援。

## 案例 28：某造纸厂发生急性硫化氢中毒事故

**时间：** 2001 年 7 月 22 日

**地点：** 某造纸厂纸浆池

**岗位或操作：** 清洗纸浆池

**毒物名称：** 硫化氢

**中毒病名：** 急性硫化氢中毒

**事故中毒人数：** 7 人

**经过：** 事故当日上午 9 时 30 分，该造纸厂职工甲因企业需要生产新产品而需要进入 3 m 深的纸浆池内进行清洗，进池约 2 min 后即昏倒于池内。另 2 名职工，没有采取任何防护措施下池救人，到池底感到胸闷、腿软，慌忙爬出池口。两位副厂长见此情景，他没有采取任何防护措施下池救人，到池底也先后昏倒。此时，电焊工取来工业用氧气，分别在纸浆池入口和出口用皮管向池内输入氧气，随后再派人下池用绳子将 3 名中毒者救出现场。本次事故共有 7 名硫化氢中毒患者，其中 6 名重度中毒，1 名轻度中毒。

**事故要点分析：**

（1）密闭空间的特点：纸浆池属于地上密闭空间。

（2）该纸浆池可能存在的职业危害：泥浆发酵产生大量有毒有害气体硫化氢。清理纸浆池时有毒有害气体硫化氢逸出导致中毒。

（3）未按照密闭空间管理程序进行管理，不良救援。应当严禁输入氧气救援。

## 案例 29：某造纸厂发生急性硫化氢中毒事故

**时间：** 2001 年 8 月 2 日

**地点：** 某造纸厂纸浆池

**岗位或操作：** 纸浆池作业

**毒物名称：** 硫化氢

**中毒病名：** 急性硫化氢中毒

**事故中毒人数：** 2 人死亡

**经过：** 事故当日上午北 6 号池的纸浆翻入北 5 号池和南 5 号池后，先用水冲，至 9 时 30 分甲拿手电筒沿梯 1 人先下至池底，约 1 min 后，地面监护人发现电筒光熄灭，就大声呼救，乙听到后下去救甲，下到池底后约 1 min 也没有声音，地面监护人叫来其他人抢救，丙跑来救人，刚下竹梯 3 级，就感到刺眼、胸闷，有一股难闻的味道，就不敢停留急忙退出，厂长闻讯立即搬来排风扇向池内扇了 10 min 左右，后将职工丁系住绳子后吊到池下，将二人拉上来。发现二人鼻腔内有纸浆，嘴唇发白、昏迷，当即一面做人工呼吸，一面打110，随即将2人送至医院抢救，因中毒过重死亡。

**事故要点分析：**

(1) 密闭空间的特点：纸浆池属于地上密闭空间。

(2) 该纸浆池可能存在的职业危害：泥浆发酵产生大量有毒有害气体硫化氢导致中毒。

(3) 未按照完善的密闭空间管理程序进行管理，不良救援。

### 案例30：某纸业公司清洗储浆池发生急性硫化氢中毒

**时间：** 2002年8月4日

**地点：** 某纸业公司储浆池

**岗位或操作：** 清洗储浆池

**毒物名称：** 硫化氢

**中毒病名：** 急性硫化氢中毒

**事故中毒人数：** 4人中毒，其中2人死亡

**经过：** 事故当日下午11时30分，工人甲进入密闭储浆池清洗池壁，吸入硫化氢昏倒，另3名工人相继入池救人亦中毒，其中2人“闪电样死亡”，另2人急性中度硫化氢中毒，住院治疗。

**事故要点分析：**

(1) 密闭空间的特点：纸浆池属于地上密闭空间。

(2) 该纸浆池可能存在的职业危害：造纸用储浆池中含高浓度的硫化氢，在清洗池壁搅动时极易挥发，导致中毒，若短时间吸入高浓度硫化氢，会导致“闪电样死亡”。

(3) 未按照密闭空间管理程序进行管理，不良救援。

21.2.3　腌池或污水处理企业发生的急性硫化氢中毒

### 案例31：某酱园厂发生急性硫化氢中毒事故

**时间：** 2001年6月7日

**地点：** 某酱园厂腌制车间腌制池

**岗位或操作：** 清洗腌制池

**毒物名称：** 硫化氢

**中毒病名：** 急性硫化氢中毒

**事故中毒人数：** 7人中毒，其中2人死亡

**经过：** 该乡镇个体酱菜加工厂有5个深入地下的水泥腌制池（长5 m，宽3 m，深4.5 m），因腌制池漏水需整修，事故当日清晨6时，厂部安排6人，

分两班轮换作业，把已腌制 2 年的荠菜清理出池。上午 6 时 30 分到中午 12 时，清理过程中作业人员感到所散发气体刺激性较大，有流泪、流涕症状，但未引起警觉。下午 2 时继续作业，清理积水中的荠菜，约半小时后，其中 1 人甲昏倒在池中，池上工人发现后立刻下池施救，但未下到池底即感到头昏、眼黑而未能将昏倒者救起，即向厂里报告。厂长等 6 人闻讯后，在无任何防护措施情况下，先后下池救人，也均相继昏倒池中。此时，他人才向 110 和 120 报警，在 110 帮助下才分别将昏倒者一一救出。本次事故发生 7 人硫化氢中毒，其中死亡 2 人。

**事故要点分析：**

（1）密闭空间的特点：腌制池属于地下密闭空间。

（2）该腌制池可能存在的职业危害：有机物发酵产生大量有毒有害气体硫化氢直接导致中毒死亡。

（3）未按照密闭空间管理程序进行管理，不良救援。

### 案例 32：某加工厂清理腌鱼池发生急性硫化氢中毒事故

**时间：** 1982 年 7 月 20 日

**地点：** 某水产供给站加工厂

**岗位或操作：** 清理腌鱼池

**毒物名称：** 硫化氢

**中毒病名：** 急性硫化氢中毒

**事故中毒人数：** 14 人中毒，其中 4 人死亡

**经过：** 事故当日中午 1 时左右，某水产供给站加工厂，对编号为 29、31、33、35 的四只深 2 m 的腌鱼池进行卤水和污水清除作业。甲清除 31 号池，下池作业数分钟后感到有强烈的气体刺眼，便上池休息，此时旁人已发现甲眼结膜充血，未引起重视，甲再度下池作业即刻昏倒在池中。池上的人误以为甲是体弱昏倒，有 3 人下去接替甲继续作业，不料下池后也很快昏倒在池中。又有 4 人先后下池抢救昏倒在池中。池上人员才觉情况严重，立即用鼓风机对腌鱼池强制送风，将池内 8 位中毒者背上池来，在此过程中又有 6 人中毒。14 名中毒者立即被送往医院抢救，包括副厂长在内共 4 人因中毒严重抢救无效死亡，其余 10 人经抢救脱险，医院诊断为急性硫化氢中毒。事发当日，在鼓风机对腌鱼池强制通风的条件下，取 31 号池内空气样品，测得硫化氢浓度严重超标。

调查发现 31 号腌鱼水池已有 5 年未启用。由于在其他腌鱼池操作过程中常有臭鱼等杂物散入该池，另有冲洗场地的水和雨水常将鱼体及腐败物冲入池里，鱼体腐败，蛋白质分解产生大量硫化氢沉积在池底。

**事故要点分析：**

(1) 密闭空间的特点：腌鱼池属于地上密闭空间。

(2) 该腌鱼池可能存在的职业危害：有机物发酵产生大量有毒有害气体硫化氢。清池作业时，大量有毒有害气体硫化氢逸出引发中毒。

(3) 未按照密闭空间管理程序进行管理，不良救援。

## 案例33：某污水处理厂进行污水池排水测量时发生急性硫化氢中毒事故

**时间：** 1986年4月7日

**地点：** 某污水处理厂

**岗位或操作：** 室内污水池测量排水参数

**毒物名称：** 硫化氢

**中毒病名：** 急性硫化氢中毒

**事故中毒人数：** 10人中毒，其中5人死亡

**经过：** 事故当日上午9时左右，某污水处理厂厂长带领几名技术人员来到下属某污水泵站测量泵站机械设备的技术参数，并了解设备运转情况，在关闭水泵后进入室内污水池，进行室内污水池排水二阀的测量时，突然大量硫化氢气体伴随污水涌入室内污水池中，似闪电一击，众人悉数倒下，泵站其他人员见状，急忙呼救。邻近一工程队闻声赶来，立即组织了十多人的抢救队和泵站的同志一起投入抢救，从室内污水池救出4人，其中3人送往医院途中已经死亡。经在场人员核实，发现仍有2人下落不明，当即又组织人员佩戴防毒面具下池搜索，在污水中发现了一具尸体，随后消防人员赶到，下池后又捞起一具尸体。至此，6人中，已有5人死亡，其中包括那位年轻的厂长。同时，在抢救过程中，又有4人先后中毒。在整个事件中，有10人中毒，其中5人死亡。

事故调查发现，该泵站排水阀门已关闭数周，室外污水池内积聚的污水达5～6 m深，污水腐败产生大量的硫化氢。现场检测显示，在事故发生三个半小时后，硫化氢浓度仍严重超标。

**事故要点分析：**

(1) 密闭空间的特点：污水池属于地下密闭空间。

(2) 该污水池可能存在的职业危害：污水腐败产生大量有毒有害气体硫化氢。在室内污水池测量时，由于进水阀门未关紧，导致硫化氢伴随污水冲入现场。

(3) 未按照密闭空间管理程序进行管理，不良救援。

### 21.2.4　船舱作业发生的急性硫化氢中毒

**案例 34：某渔轮渔民发生急性硫化氢中毒事故**

**时间：**2001 年 5 月 13 日

**地点：**某渔轮渔舱

**岗位或操作：**渔船清舱

**毒物名称：**硫化氢

**中毒病名：**急性硫化氢中毒

**事故中毒人数：**4 人中毒，其中 1 人死亡

**经过：**事故当日上午 10 时，某渔轮渔民售完渔货后，4 名渔民在未采取任何防护措施情况下，进入该渔轮头舱清洗打扫，1 h 后，即将完毕时因掀起渔舱底板冒出大量气体，首先使甲突然昏倒在舱内，正在舱内的乙、丙发现后立即相救，刚拉了二下，2 人也先后昏倒在舱内，另 1 名工人丁因及时转移到渔舱而幸免于难，当时即被在渔轮甲板上的其他渔民发现，经过 8～10 min 紧急抢救，先后将昏倒在舱内的 3 人救出，经抢救，甲死亡，乙和丙得救。经诊断，3 人均为重度硫化氢中毒。

调查发现，由于该渔轮捕捞的鱼虾之类，均是富含蛋白质的有机物，该类物质在腐败变质后会产生大量的硫化氢气体，而该鱼舱一般情况下长期处于密闭或半密闭状态，且鱼舱底污水仓内污水含有大量有机物，污水不易排出，在时间过长、通风不良和气温升高等因素影响下，导致污水仓内的有机物及沉积在污水仓内的其他小鱼等发生腐败而产生大量硫化氢气体，沉积在污水仓内，当渔民掀起舱底板并搅动或清扫时，即出现大量硫化氢气体逸出。

**事故要点分析：**

(1) 密闭空间的特点：船舱属于密闭设备。

(2) 该船舱可能存在的职业危害：有机物发酵产生大量有毒有害气体硫化氢。当渔民掀起舱底板并搅动或清扫时，大量有毒有害气体硫化氢逸出直接引起中毒。

(3) 未按照密闭空间管理程序进行管理。

**案例 35：某渔船检查淡水舱渗漏发生急性硫化氢中毒事故**

**时间：**1986 年 2 月 10 日

**地点：**某渔船淡水舱

**岗位或操作：**检查淡水舱渗漏

**毒物名称：**硫化氢

**中毒病名：**急性硫化氢中毒

**事故中毒人数：** 3 人中毒，其中 2 人死亡

**经过：** 事故当日中午 12 时左右，船长和大副通过人孔进入已经抽干水的淡水舱检查，发现舱顶有一处在渗漏污水，船长用螺丝刀刮了一通后，发现一个小孔，当时感到舱中鱼腥味越来越浓重，渗漏水也在逐渐增多，船长和大副随即退出淡水舱。下午 1 时半左右，公司修理船到达，准备对渔轮进行检修。修理工甲在渔轮长乙的陪同下，带了手电筒和行灯进入食用淡水舱查看检修点。20 min 后，等在舱外的另一修理工丙见 2 人进舱后还未出来，呼叫不应，便和电焊工丁进舱查看，发现乙躺倒在第二格舱，正要去拉乙，丙也昏倒在第一格舱和第二格舱间。跟在后面的丁忙马上退出舱外呼救。在场人员立即报警。丁戴上过滤口罩再次进舱将丙拖到洞口，其他人员将丙急送医院抢救。由于现场环境狭窄，食用淡水舱人孔口仅为半米见方，直到下午 4 时左右，在消防队员的帮助下才将乙和甲救出，但 2 人均不治身亡。丙送入医院时已神志不清，口唇紫绀，四肢肌肉抽搐，心率加快，经医院紧急抢救后得以生还，一周后并发急性心包炎伴心肌损伤，经医院采取综合治疗措施后痊愈。

事故调查发现，食用淡水舱空间狭小，空气污浊，流通不畅，虽经多次强制性通风送气，空气中仍有硫化氢气体检出，积水中硫化氢含量仍非常高。

鱼舱水渗漏到鱼舱和食用淡水舱之间的隔层中，长期积聚引起腐败，产生了硫化氢气体，硫化氢气体又通过腐蚀的舱顶小孔渗入食用淡水舱，无法逸散，造成舱内硫化氢气体高浓度积聚。该渔轮在设计时，食用淡水舱应有多个人孔，但在建造中被覆盖了，造成食用淡水舱通风不良，硫化氢气体积聚，同时也给事故发生后抢救工作带来了极大的困难，耽搁了抢救时间。

**事故要点分析：**

（1）密闭空间的特点：船舱属于密闭设备。

（2）该船舱可能存在的职业危害：有机物发酵产生大量有毒有害气体硫化氢聚集在舱内。检修时有毒有害气体硫化氢释放。

（3）未按照密闭空间管理程序进行管理，不良救援。

#### 21.2.5 密闭仓库发生急性硫化氢中毒

### 案例 36：某军用地下仓库存放红枣霉变发生急性硫化氢中毒事故

**时间：** 1996 年 10 月 15 日

**地点：** 某军用地下仓库

**岗位或操作：** 仓库取货

**毒物名称：**硫化氢

**中毒病名：**急性硫化氢中毒

**事故中毒人数：**4人死亡

**经过：**某军用地下仓库为全地下式仓库，地面上仅有一扇四周附橡皮封条的进出门和通风口，门和通风口平时均密闭不开，密闭性能极好，仓库容积为734 $m^3$。该仓库于1996年6月存入红枣3～5 t及部分棒棒糖，至事故发生前该仓库无人开启取物。同年10月15日12时半左右，甲等3人进入仓库准备取物，当走到地下仓库入口拐弯处，甲感觉气味异常逼人便立即转身往回走，其余2人则已来不及逃离昏倒在地，仓库另2名职工见状后又立即进仓去抢救和搜寻，结果4人全部中毒死亡。

现场调查发现，库内的气温在30 ℃左右，仓库内有一股刺鼻霉变的腐烂气味，存放的红枣已有不同程度腐烂变质。在该仓库门及通风口已全部打开，充分通风的情况下，现场空气测定显示仍有硫化氢气体存在。同时因为仓库长期密闭不用，通风极差，硫化氢等气体日积月累，浓度逐步增高，氧气含量逐步减少。

**事故要点分析：**

(1) 密闭空间的特点：地下仓库属于地下密闭空间。

(2) 该仓库内可能存在的职业危害：有机物腐败产生大量有毒有害气体硫化氢。仓库长期密闭不用，有毒有害气体浓度增高，氧含量减少引起缺氧窒息。

(3) 未按照密闭空间管理程序进行管理，不良救援。

## 21.3 氰化氢及氰化物中毒

### 案例37：某化工厂清洗配酸槽发生急性氰化物中毒死亡事故

**时间：**1991年1月24日

**地点：**某化工厂配酸槽

**岗位或操作：**丙酮氰酸醇工段清洗配酸槽

**毒物名称：**氰化物

**中毒病名：**急性氰化物中毒

**事故中毒人数：**2人中毒，其中1人死亡

**经过：**事故当日下午3时30分，工段长令4名工人注水清洗配酸槽，平时清洗操作为上口注水，底部放水，因为槽坏，底部放水不尽，故操作人员进入槽内用塑料桶提水清洗。辅助工甲（男，44岁，外厂输出工，进厂2个

月）戴送风头盔入槽，因未接压缩空气，感到气闷即出槽休息，但因塑料桶和抹布遗留在槽内，故甲再次返槽，这次未戴头盔，入槽即电击样死亡。现场抢救时另一职工也发生中毒，倒下时砸在当班班长身上，造成班长肋骨骨折。事故当日晚 9 时 30 分，经该市某区卫生防疫站现场采样检测，配酸槽内氰化物浓度严重超标。工人在清洗配酸槽时，严重违反操作规程，未经厂部审批，未做好防护准备即入槽操作，直接导致中毒死亡事故的发生。

**事故要点分析：**

(1) 密闭空间的特点：配酸槽属于地上密闭空间。

(2) 该配酸槽内可能存在的职业危害：有毒有害气体氰化物残留，直接导致中毒死亡。

(3) 未按照密闭空间管理程序进行管理，不良救援。

## 案例 38：某溶剂厂清理中和池发生急性乙腈中毒死亡事故

**时间：** 1998 年 10 月 20 日

**地点：** 某溶剂厂

**岗位或操作：** 中和池清理残渣

**毒物名称：** 乙腈

**中毒病名：** 急性乙腈中毒

**事故中毒人数：** 1 人死亡

**工艺流程：** 先用碳酸钠中和酸性乙腈，放入中和池内用无水氯化钙脱水，再放进反应锅内蒸馏成乙腈成品。中和池深 1.7 m，口径宽 1.5 m，埋于地下，口敞开。

**经过：** 事故当日下午 1 时 30 分至 2 时 30 分，操作工甲（男，48 岁）进入中和池中，用铲将乙腈与无水氯化钙混合残渣铲入桶中，再拎出地面，其间曾于 1 时 45 分出来休息 15 min。3 时左右出现恶心、呕吐、抽搐，即送医院救治无效身亡。

调查发现，该厂工艺流程存在严重安全隐患，中和池无通风排毒设施，也未制订安全操作规程，加上事故受害者甲缺乏正确的安全防护知识，在高浓度乙腈中和池中操作，虽然脚穿胶套鞋，手戴橡胶手套，但只戴普通纱布口罩，导致经呼吸道吸入大量乙腈而中毒。

**事故要点分析：**

(1) 密闭空间的特点：中和池属于地上密闭空间。

(2) 该中和池中可能存在的职业危害：有毒有害气体残留。

(3) 未按照密闭空间管理程序进行管理。

## 21.4 二氧化碳缺氧窒息

### 21.4.1 建筑桩井作业发生的二氧化碳缺氧窒息

#### 案例 39：某高速公路工地桩井发生二氧化碳缺氧窒息

**时间：** 2000 年 10 月 8 日

**地点：** 某高速公路

**岗位或操作：** 工地桩井挖桩

**毒物名称：** 二氧化碳

**中毒病名：** 二氧化碳缺氧窒息

**事故中毒人数：** 5 人中毒，其中 1 人死亡

**经过：** 事故当日上午 7 时 30 分，某高速公路挖桩工人甲（男，23 岁）经用吊白鸽下井试验确认安全后，下桩井进行挖桩工作，工作至 9 时 50 分，井上辅助作业工人发现甲突然昏倒，以为是触电，立即切断井面电源，并通知施工管理人员，组织乙等 3 人在没有任何防护情况下下井救人，结果 3 人也昏倒在井下。管理人员采用鼓风机将工业氧和风送到井下，再由丙戴一般活性炭防毒口罩下井，用吊绳陆续将以上 4 人救出，自己也感不适，由井上人员用吊绳救出。5 人分别被送往医院救治。其中甲被送到医院后证实已经死亡，其余 4 人经抢救脱离危险。

调查发现，事故桩井圆柱形，直径 1.5 m，井深 13 m，离某煤矿约 300 m，且井底挖穿一废弃煤窑，地桩施工单位在未明确地质结构情况下施工，严重违反地桩开挖规程，导致事故发生，而发生事故后，管理人员和抢救人员只考虑触电因素，忽略毒气和缺氧作用，下桩井救人未能采取有效的自身防护措施，加重和扩大了事故的危害程度和伤亡人数。现场检测时发现井底已有 2 m多深的积水，采样点离井口 10 m 深，离水面 20 cm，检测结果发现空井内空气中二氧化碳浓度严重超标，氧含量仅 13%，导致缺氧窒息。

**事故要点分析：**

（1）密闭空间的特点：桩井属于地下密闭空间。

（2）该桩井可能存在的职业危害：有害气体二氧化碳残留，导致氧气减少，造成窒息。

（3）未按照密闭空间管理程序进行管理，不良救援。

#### 案例 40：某高架桥建筑工地桩孔发生二氧化碳缺氧窒息

**时间：** 2000 年 5 月 12 日

**地点：**某高架桥建筑工地桩孔

**岗位或操作：**高架桥桩孔查看情况

**毒物名称：**二氧化碳

**中毒病名：**二氧化碳缺氧窒息

**事故中毒人数：**1人死亡

**经过：**因为连降大雨，该建筑工地桩孔停工多日。事故前一日，作业队进行桩孔浇筑前的准备，先用蜡烛和动物试验安全，发现点燃的蜡烛下到桩孔1.2 m处熄灭，活鸡放下9 min即死亡，决定暂停施工。事故当日项目部安排对桩孔换气，16时左右，公司甲（男，24岁）等5个民工私自决定到桩孔查看情况，先接泵抽桩孔内的积水，甲提出要下孔看看换气情况，并拒绝了同事要求系安全带和安全绳的请求，“不要紧，我只下去4～5 m深看一下就上来”，他说。当甲顺桩孔钢筋笼爬下4 m深时，自觉情况不对，马上向上攀爬，在爬至离孔口2 m时，感觉无力，停留几秒，另一民工想伸手拉他，但没有拉到，甲随即跌入桩孔底。在场人员立即拉来氧气瓶向桩孔底充氧，同时佩戴氧气瓶下桩孔救援，没有成功。随后赶来市公安局、消防队、市劳动局、市建设局和市卫生局等单位工作人员，经过向孔内大量通风抽风，于18时30分将甲打捞上来时已经死亡。当日19时40分，当地卫生检测部门对桩孔内空气采样检测，离地面10m处和7m处，二氧化碳含量分别为2.55%和2.14%，因为事发后对桩孔大量鼓风，估计事故当时孔内二氧化碳浓度应远远高于检测值。

**事故要点分析：**

（1）密闭空间的特点：桩井属于地下密闭空间。

（2）该桩井可能存在的职业危害：有害气体二氧化碳残留，导致氧气减少，造成窒息。

（3）未按照密闭空间管理程序进行管理，不良救援。应严禁向密闭空间充氧。

## 案例41：某挖建房基地柱井发生二氧化碳缺氧窒息

**时间：**2000年5月10日

**地点：**某县某农贸市场开发区建筑工地

**岗位或操作：**建房基柱井施工

**毒物名称：**二氧化碳

**中毒病名：**二氧化碳缺氧窒息

**事故中毒人数：**4人中毒，其中2人死亡

**经过：**事故当日下午2时，民工甲（男，43岁）开始进入已经挖好约

8.7 m 深的柱井，准备继续施工，下到一半时，突然跌落至井底，其兄（50岁）以为甲是因为攀不牢跌下，便立即下井营救，但下到一半也同遭厄运。井面施工老板见状，用绳子系腰下井营救，下至约 3 m 深时头昏、胸闷、无力而返。后求救 110，1 名干警营救时也昏迷。县政府指示县消防中队干警戴上防毒面具下井将甲、乙二兄弟拉上井面，甲、乙已经死亡，离落井时间约 30 min。

调查发现，事发前，事故工地已经施工 1 个月，每次收工均用木板等物临时盖在井面上，事故发生前一日和当日上午还在正常施工，已经挖井深 8.7 m，有少量积水，揭开井盖有轻微臭味，附近有染织厂车间，废水排入车间旁水沟。柱井蜡烛试验，下到井深 2.5 m 时即熄灭；采样分析二氧化碳浓度超过仪器检测上限（大于 0.5%），未检出硫化氢等有毒气体，结合死者紫绀体征，可以判断为二氧化碳缺氧窒息。事故前一日大雨，周围污染物产生的二氧化碳随雨水扩散到井里，事故当日大晴，气压高，柱井内二氧化碳蓄积，导致没有佩戴任何防护设备的进入者吸入高浓度二氧化碳缺氧窒息。

**事故要点分析：**

（1）密闭空间的特点：柱井属于地下密闭空间。

（2）该柱井可能存在的职业危害：周围污染物产生的有害气体二氧化碳聚积，导致氧气减少，造成窒息死亡。

（3）未按照密闭空间管理程序进行管理，不良救援。

## 案例 42：某自来水公司闸阀井发生二氧化碳缺氧窒息

**时间：** 2000 年 1 月 4 日

**地点：** 某自来水公司施工处

**岗位或操作：** 闸阀井开闸送水

**毒物名称：** 二氧化碳

**中毒病名：** 二氧化碳缺氧窒息

**事故中毒人数：** 4 人中毒，其中 3 人死亡

**经过：** 事故当日下午约 2 时 40 分，甲（男，25 岁）等人在施工完后，去闸阀井开闸送水，该闸阀井被黄土覆盖一年多时间，于 1 月 3 日挖开荒土露出井盖。撬开井盖约 5 min 后，甲跳入闸阀门井（井深 2.4 m，水管距离井口 1.4 m，井底积水 35 cm），随即喊“人不舒服”后昏倒，前后不到 10 s。站在井口的乙见状，向公路对面的丙和丁喊“出事了”，并跳入井内救人，在井内弯腰准备提起甲后即不省人事，随后丙丁 2 人相继入井晕倒。十多分钟后 110 巡警、自来水公司职工和 120 急救医生相继赶到，将 4 人救出，其中 3 人已经死亡。乙送医院抢救治疗后好转。经现场卫生学调查，井内硫化氢未检出，

二氧化碳浓度0.12%～0.22%，明显高于地面（井口地面0.03%），结合中毒人员临床表现，可以确定本起事故为二氧化碳缺氧窒息。

**事故要点分析：**

（1）密闭空间的特点：闸阀井属于地下密闭空间。

（2）该闸阀井可能存在的职业危害：有害气体二氧化碳残留，导致氧气减少，造成缺氧窒息。

（3）未按照密闭空间管理程序进行管理，不良救援。

## 案例43：某变电站建筑桩孔发生二氧化碳缺氧窒息

**时间：**1997年8月17日

**地点：**某变电站

**岗位或操作：**建筑桩孔井取工具

**毒物名称：**二氧化碳

**中毒病名：**二氧化碳缺氧窒息

**事故中毒人数：**2人中毒，其中1人死亡

**经过：**事故当日上午7时15分，民工甲、乙兄弟（25岁和27岁）当班，甲下13＃建筑桩孔井内取工具，刚到井底即喊救命，随即昏倒在井底。甲弟乙听到喊声后匆忙下井救人，刚到井底即感胸闷乏力。及时赶来的其他民工和工地负责人赶忙往井下鼓风，约7时40分相继将甲、乙兄弟救出，但甲已经死亡，乙休息后恢复。

**事故要点分析：**

（1）密闭空间的特点：桩孔井属于地下密闭空间。

（2）该桩孔井可能存在的职业危害：有害气体二氧化碳残留，导致氧气减少，造成缺氧窒息。

（3）未按照密闭空间管理程序进行管理，不良救援。

## 案例44：某建筑工地发生二氧化碳缺氧窒息

**时间：**1997年7月9日

**地点：**某建筑工地

**岗位或操作：**建筑桩井孔

**毒物名称：**二氧化碳

**中毒病名：**二氧化碳缺氧窒息

**事故中毒人数：**4人中毒，其中3人死亡

**经过：**事故当日上午8时，民工甲等2人下到15.4 m深的桩井孔内检查钢筋笼情况，约3 min，地面看护工乙向孔内喊叫，未见底下人回声，即下井

孔查看。孔口另一民工未见看护工乙上来，也准备下孔，当下到孔内约中下部，顿时呼吸困难，感到情况不妙，立即往上爬出而得以逃生，另3人窒息死亡。事故后桩井孔空气采样测量，二氧化碳浓度大于10%。

**事故要点分析：**

(1) 密闭空间的特点：桩井属于地下密闭空间。

(2) 该桩井可能存在的职业危害：有害气体残留，导致氧气减少，造成缺氧窒息。

(3) 未按照密闭空间管理程序进行管理，不良救援。监护者应当严禁进入密闭空间。

## 案例45：某桥发生二氧化碳缺氧窒息

**时间：** 1999年5月24日

**地点：** 某桥

**岗位或操作：** 桥墩地基孔井

**毒物名称：** 二氧化碳

**中毒病名：** 二氧化碳缺氧窒息

**事故中毒人数：** 4人中毒，其中3人死亡

**经过：** 5月22日架墩挖孔后，23日下暴雨停工1天，事故当日7时35分左右，抽完桥墩孔井内水后，1名工人下孔井准备继续施工，随即昏倒，因怀疑是触电，关掉水泵电源后2名工人相继下井营救，均昏倒在井底。9时许，井水向上蔓，估计深1.4 m，第4名工人腰系安全带下井救援，离井口3 m处时，感觉头昏、胸闷、四肢无力，随即昏倒，被拉上来抢救后苏醒，住院一周后康复。前面3名工人不幸身亡。

调查发现，事故孔井直径1.6 m，深10.5 m，挖孔处原为垃圾掩埋处，孔底有渗出水，将一只母鸡放置水面上0.5 m处，1 min后鸡死亡，测量孔井内空气有害物质浓度，二氧化碳浓度大于10%，未检出硫化氢、磷化氢等有害气体。分析因为孔井底周围垃圾中有机物分解发酵，产生大量二氧化碳，加之雨后天晴，外界环境温度高，孔井温低，二氧化碳通过洞壁缝隙渗入，蓄积在孔井底，导致进入者吸入中毒昏迷，落入水中窒息而亡。

**事故要点分析：**

(1) 密闭空间的特点：桩井属于地下密闭空间。

(2) 该桩井可能存在的职业危害：孔井周围有机物发酵产生大量有害气体二氧化碳，导致氧气减少，造成缺氧窒息。

(3) 未按照密闭空间管理程序进行管理，不良救援。

### 案例 46：某高桥基建工地桩基井发生二氧化碳缺氧窒息

**时间：** 1999 年 8 月 17 日

**地点：** 某高桥基建工地

**岗位或操作：** 桩基井下取水泵

**毒物名称：** 二氧化碳

**中毒病名：** 二氧化碳缺氧窒息

**事故中毒人数：** 3 人死亡

**经过：** 事故当日下午 5 时 30 分，民工甲（男，35 岁）到桩基井（深 10 m，直径 1 m，水深不到 1 m，已经挖好 15d）下取水泵，刚下到水面即昏倒。民工乙（男，37 岁）见状慌忙下井救人，也昏倒在井内。接着，丙（男，34 岁）抓住一根绳子下到 3 m 处也昏倒跌落井底。其余人员赶忙呼叫 110 和 120，随即向井下鼓风，然后 1 人用绳子系住腰部，下井将人逐个救出，大约 7 时 30 分送至医院，证实 3 人已经身亡。

调查发现事故桩基井挖出来的泥土为基建垃圾和生活垃圾，有大量腐烂的蔬菜、果皮和谷物等，腐败后产生二氧化碳、氨气、硫化氢和甲烷等有害气体，因为二氧化碳比空气重，蓄积在井底，当井底水抽干后，会有大量有害气体从土壤中释放出来。现场采样检测，二氧化碳浓度达到 17.5%～20.5%，而氧浓度只有 6.5%～8.5%，可以认定事故中 3 人是吸入高浓度二氧化碳引起缺氧窒息。

**事故要点分析：**

(1) 密闭空间的特点：桩基井属于地下密闭空间。

(2) 该桩基井可能存在的职业危害：有机物腐败产生的有害气体二氧化碳残留，导致氧气减少，造成缺氧窒息。

(3) 未按照密闭空间管理程序进行管理，不良救援。

21.4.2 矿井作业发生的二氧化碳缺氧窒息

### 案例 47：锡矿山某采场二氧化碳缺氧窒息

**时间：** 2000 年 8 月 30 日

**地点：** 某锡矿山 42 采场

**岗位或操作：** 采矿场风钻作业

**毒物名称：** 二氧化碳

**中毒病名：** 二氧化碳缺氧窒息

**事故中毒人数：** 3 人

**经过：** 事故当日上午 9 时，甲（男，30 岁）、乙（男，27 岁）和丙（男，

32 岁）3 人进入北矿 42 采矿场，进行风钻作业至下午 2 时左右，3 人相继出现头痛、头昏和乏力等症状，1 人昏倒。3 人从井下被救出后，立即送往职工医院救治，分别住院 4～7 d 康复出院。

根据现场勘查，有一废弃老窿口与 42 采场相通并有大量有害气体进入采场，井下作业虽然采取了送风措施，但达到 42 号采场后无抽风设备，不能形成空气对流，导致 42 号采场有毒气体不易排出，现场采样分析二氧化碳浓度超标，诊断为二氧化碳等有害气体中毒伴缺氧。

**事故要点分析：**

（1）密闭空间的特点：矿井属于地下密闭空间。

（2）该矿井可能存在的职业危害：有害气体残留，同时有害气体导致氧气减少，造成窒息；风钻作业产生粉尘、噪声。

（3）未按照密闭空间管理程序进行管理。

## 案例 48：某硫铁矿发生井下二氧化碳缺氧窒息

**时间：**2000 年 4 月 20 日

**地点：**某硫铁矿

**岗位或操作：**井下采矿

**毒物名称：**二氧化碳

**中毒病名：**二氧化碳缺氧窒息

**事故中毒人数：**1 人死亡

**经过：**事故当日下午 16 时，民工甲等人（男性，17～50 岁）在井下采矿，甲因吸入过量二氧化碳，缺氧窒息死亡。事故发生后，距井口 175 m 处测量，空气中二氧化碳浓度 1.2%，氧气含量 17%，硫化氢未测出。

**事故要点分析：**

（1）密闭空间的特点：矿井属于地下密闭空间。

（2）该矿井可能存在的职业危害：有害气体二氧化碳残留，导致氧气减少，造成缺氧窒息。

（3）未按照密闭空间管理程序进行管理。

## 案例 49：某萤石厂井下采矿发生二氧化碳缺氧窒息

**时间：**2000 年 11 月 7 日

**地点：**某萤石厂

**岗位或操作：**井下采矿

**毒物名称：**二氧化碳等

**中毒病名：**二氧化碳缺氧窒息

**事故中毒人数**：8人中毒，其中4人死亡

**经过**：事故当日下午4时同平时一样，用甘油炸药炸开矿石，通风50 min后，甲、乙、丙、丁4名工人下井装矿，十多分钟后，地面工戊见井下没有发出运矿石信号，觉得异常，叫电工己下去了解情况，己下到井下见工作面无人，上来询问后带领4名工人再次下井检查，发现4名工人躺在距离工作面2 m处再向下倾斜4 m的一个废井里。戊和另一工人立即下井救人，感到头昏无力，立即挣扎爬出，戊随即不省人事，被送医院抢救。随后由赶到现场的公安人员及消防人员下去救人，由于没有供氧式防毒面具，消防人员只救出2人，并证实当时已死亡，2名消防队员也被送医院治疗。另2名工人在次日下午5时才被省消防总队队员救出，并证实已经死亡。

调查表明，该厂为个人承包的小型矿厂，承包人和工人缺乏职业安全防护知识，矿内没有任何应急救援设施，废弃矿井也无任何危险警示标识。在放炮炸矿过程中，会产生大量二氧化碳、二氧化硫和氮氧化物等有害气体，并消耗大量的氧，二氧化碳和氮氧化物等分子量大的气体易下沉，蓄积在低于工作台面的废弃矿井中，现场检测，废弃矿井中二氧化碳浓度严重超标。现场没有异味，也无眼和上呼吸道黏膜刺激症状，基本排除氟化氢和硫化氢中毒。根据事故现场情况、中毒临床表现、尸体情况和现场人员反映及空气采样检测结果等综合资料分析，本次事故4名工人主要死因是急性二氧化碳缺氧窒息。

**事故要点分析**：

(1) 密闭空间的特点：桩井属于地下密闭空间。

(2) 该桩井可能存在的职业危害：有害气体残留，导致氧气减少，造成缺氧窒息。

(3) 未按照密闭空间管理程序进行管理，不良救援，尤其严重的是消防人员也进行不良救援。

## 案例50：某锰矿井发生二氧化碳缺氧窒息

**时间**：1990年7月6日

**地点**：某锰矿

**岗位或操作**：井下采矿

**毒物名称**：二氧化碳

**中毒病名**：二氧化碳缺氧窒息

**事故中毒人数**：4人中毒，其中3人死亡

**经过**：事故当日下午12时，三兄弟（分别为18岁、21岁和25岁）下井采矿，另有1人在井口看守，1 h后未见任何动静，看守者下井查看，发现三

兄弟昏倒在井底，想先扶出1人，不料也昏倒。其他民工发觉后，系上保险绳下井将4人救出，现场给氧和心脏按摩，看守者复苏，三兄弟身亡。

**事故要点分析：**

(1) 密闭空间的特点：矿井属于地下密闭空间。

(2) 该矿井可能存在的职业危害：有害气体二氧化碳残留，导致氧气减少，造成缺氧窒息。

(3) 未按照密闭空间管理程序进行管理，不良救援。

21.4.3　密闭空间检修作业发生的二氧化碳缺氧窒息

### 案例51：某米粉厂维修抽水井发生二氧化碳缺氧窒息

**时间：**2000年5月10日

**地点：**某米粉厂

**岗位或操作：**抽水房水井维修

**毒物名称：**二氧化碳

**中毒病名：**二氧化碳缺氧窒息

**事故中毒人数：**5人中毒，其中4人死亡

**经过：**事故当日中午12时，米粉厂司机兼维修工甲（男，25岁）因抽水机发生故障，下井检修，当下到井底时突然昏倒，厂长乙见状呼救，检修工丙（男，23岁）、丁（男，25岁）和戊（男，30岁）相继下井救人，同样昏倒在井底。后来厂保安己（男，46岁）赶来，用绳子系住腰部，下到井下3 m左右，出现意识障碍，立即被拉上来，后经120急救中心做人工呼吸后送医院抢救康复。其余4人被救上来时已死亡。

调查发现，事故水井1个月前打好，位于车间旁一个8 $m^2$ 小房内，井口用木板铺盖，井深7 m，井内水深1.5 m，水色较黑，现场没有通风措施。事故前一日大雨，气压较低，井内黑水可能含有机物，分解产生二氧化碳，二氧化碳在井内蓄积，导致进入者窒息死亡。

**事故要点分析：**

(1) 密闭空间的特点：水井属于地下密闭空间。

(2) 该水井可能存在的职业危害：有机物分解产生有害气体二氧化碳蓄积，导致氧气减少，造成缺氧窒息。

(3) 未按照密闭空间管理程序进行管理，不良救援。

### 案例52：某污水井发生井下二氧化碳缺氧窒息

**时间：**2001年8月24日

**地点：**某污水井

**岗位或操作：** 污水井下查看堵塞情况

**毒物名称：** 二氧化碳

**中毒病名：** 二氧化碳缺氧窒息

**事故中毒人数：** 4 人中毒，其中 1 人死亡

**经过：** 事故当日上午 8 时，工人甲（男，36 岁）下污水井查看是否堵塞，下至井底时晕倒，同班工人乙、丙、丁 3 人（男，分别为 33 岁、49 岁和 53 岁）相继下去施救时晕倒。4 人被救出送医院抢救，其中甲不幸身亡。

**事故要点分析：**

（1）密闭空间的特点：污水井属于地下密闭空间。

（2）该污水井可能存在的职业危害：有害气体二氧化碳残留，导致氧气减少，造成缺氧窒息死亡。

（3）未按照密闭空间管理程序进行管理，不良救援。

## 案例 53：某建筑工程公司井下排水发生二氧化碳缺氧窒息

**时间：** 2001 年 8 月 7 日

**地点：** 立交桥给水管道 DN800 阀门井田管道

**岗位或操作：** 井下排水

**毒物名称：** 二氧化碳

**中毒病名：** 二氧化碳缺氧窒息

**事故中毒人数：** 4 人死亡

**经过：** 事故当日下午 2 时 25 分，民工抽取囤积的雨水时，水泵胶带突然脱落，为恢复抽水，要下井接泵，井深 13 m，第一人下井接近水面时突然倒入水中，其他 3 人相继下去救人时昏倒在井内。4 人（年龄 28～36 岁）因吸入二氧化碳窒息死亡。

**事故要点分析：**

（1）密闭空间的特点：阀门井属于地下密闭空间。

（2）该阀门水井可能存在的职业危害：有机物腐败产生大量有害气体二氧化碳，导致氧气减少，造成缺氧窒息死亡。

（3）未按照密闭空间管理程序进行管理，不良救援。

## 案例 54：某厂检修反应桶发生二氧化碳缺氧窒息

**时间：** 1994 年 11 月 23 日

**地点：** 某厂

**岗位或操作：** 制液车间 1＃反应筒检修

**毒物名称：** 二氧化碳

**中毒病名**：二氧化碳缺氧窒息

**事故中毒人数**：6 人

**工艺流程**：碳酸锰粉加粗硫酸反应，生成硫酸锰，水洗过滤，电解制造锰，期间有二氧化碳生成，见反应式：

$$MnCO_3 + H_2SO_4 = MnSO_4 + H_2O + CO_2\uparrow$$

**经过**：事故当日下午 2 时 40 分，该厂电解金属锰分厂制液车间 1＃反应筒搅拌轴发生故障，1 名维修工下到筒底准备动手检修时突然憋气昏倒。随后，分两批下去 2 人和 3 人也相继昏倒在筒底。上面工人意识到有毒气，用湿衣服堵住口鼻，腰里系上绳子，下去将 6 人救出，急送附属医院抢救，3 d 后康复。

**事故要点分析**：

（1）密闭空间的特点：反应桶属于密闭设备。

（2）该反应桶可能存在的职业危害：有害气体二氧化碳残留，导致氧气减少，造成缺氧。

（3）未按照密闭空间管理程序进行管理，不良救援。

## 案例 55：某酱油厂试生产发生二氧化碳缺氧窒息

**时间**：1990 年 4 月 15 日

**地点**：某酱油厂

**岗位或操作**：进罐进行沉淀调试

**毒物名称**：二氧化碳

**中毒病名**：二氧化碳缺氧窒息

**事故中毒人数**：5 人中毒，其中 3 人死亡

**工艺流程**：原料用盐酸水解→加碳酸钠中和→压滤→浓缩→加碳酸钠沉淀调试→过滤→成品：

$$Na_2CO_3 + 2HCl = 2NaCl + CO_2\uparrow + H_2O$$

**经过**：事故当日上午 11 时 30 分，5 名当班工人进行沉淀调试，1 工人违章入罐调试，当即死亡，后续 4 人营救时发生中毒，其中 2 人死亡，1 人病重住院，1 人次日康复出院。

**事故要点分析**：

（1）密闭空间的特点：酱菜反应罐属于密闭设备。

（2）该厂反应罐可能存在的职业危害：生产工艺中产生大量有害气体二氧化碳，导致氧气减少，造成缺氧窒息死亡。

（3）未按照密闭空间管理程序进行管理，不良救援。

### 案例 56：某公司检修邮电线路发生二氧化碳缺氧窒息

**时间：** 1997 年 5 月 16 日

**地点：** 某市邮电线路人孔井

**岗位或操作：** 邮电线路人孔检修

**毒物名称：** 二氧化碳

**中毒病名：** 二氧化碳缺氧窒息

**事故中毒人数：** 2 人死亡

**经过：** 事故当日下午 4 时许，线路工甲（男，22 岁）进入邮电线路人孔井内检修作业昏倒，井上线路工乙（男，42 岁）发现后下井救人也昏倒。2 人被救起时发现已经窒息死亡。现场调查发现，采样空气中二氧化碳浓度严重超标，作业人员和营救人员没有佩戴任何呼吸防护用品进入人孔井，吸入过量高浓度二氧化碳而窒息死亡。

**事故要点分析：**

(1) 密闭空间的特点：人孔井属于地下密闭空间。

(2) 该人孔井可能存在的职业危害：有害气体二氧化碳残留，导致氧气减少，造成缺氧窒息死亡。

(3) 未按照密闭空间管理程序进行管理，不良救援。

21.4.4 清理沉淀池发生的二氧化碳缺氧窒息

### 案例 57：某酿酒公司清理储酒池发生二氧化碳缺氧窒息

**时间：** 2002 年 6 月 12 日

**地点：** 某酿酒公司

**岗位或操作：** 储酒池清理

**毒物名称：** 二氧化碳等

**中毒病名：** 二氧化碳缺氧窒息

**事故中毒人数：** 3 人中毒，其中 2 人死亡

**经过：** 事故当日 12 时 05 分，黄酒生产车间工人甲和乙（均为男性）负责清洗一个地下储酒池，甲下到池内清洗，乙在出口处接应，约 12 min 后，乙发现甲倒在酒池内，马上叫来另外 2 人后，自己下池救人，也昏倒在池内，随即丙下池救人昏倒。3 人被设法救出后，甲、乙身亡，丙经治疗后痊愈。

调查发现，事故车间有 3 个地下储酒池，其中事故池深 2.6 m，长 3.5 m，宽 3 m，池内积水 0.3 m，是一周前用于清洗酒池的自来水，池口 0.55 m 见方，平时用木板覆盖，没有通风换气设备。分析中毒原因，该池与另一储酒池相邻，因池壁为普通瓷砖，无防渗漏功能，事故池酒排空后，毗邻酒池的

酒液渗透过来，加上酒池清洗不彻底，黄酒中所含蛋白质和糖等成分发酵（事故前几日连续高温），产生大量酸和二氧化碳，因二氧化碳比空气重，蓄积于池底，工人进入酒池前未通风，也未佩戴个人呼吸防护装置，短时间吸入大量高浓度二氧化碳而窒息死亡。现场采样，池中空气二氧化碳浓度达11.9%，点明火逐渐放入池内，在距池口 0.5 m 处明火熄灭。

**事故要点分析：**

（1）密闭空间的特点：储酒池属于地上密闭空间。

（2）该储酒池可能存在的职业危害：有害气体二氧化碳残留，导致氧气减少，造成缺氧窒息死亡。

（3）未按照密闭空间管理程序进行管理，不良救援。

## 案例 58：某食品公司清洗沉淀池发生二氧化碳缺氧窒息

**时间：** 2000 年 5 月 15 日

**地点：** 某食品公司

**岗位或操作：** 淋醋车间清洗沉淀池

**毒物名称：** 二氧化碳

**中毒病名：** 二氧化碳缺氧窒息

**事故中毒人数：** 2 人死亡

**工艺流程：** 小米、玉米和青稞→煮熟→糖化（淀粉水解为葡萄糖）→酒化（葡萄糖发酵产生乙醇和二氧化碳）→醋酸发酵（乙醇氧化，在醋酸酶作用下转化为醋酸）→陈酿、淋醋→灭菌→沉淀→包装

**经过：** 事故当日上午 8 时 30 分左右，陈酿淋醋车间操作工甲（男，21 岁）和乙准备清洗 4＃沉淀池，当甲下到池底后，乙去开自来水阀，约 10 s 返回池口时，见甲俯卧于池底，乙急忙找人救援，闻讯赶来的丙（男，27 岁）手抓天车钩下到池底，准备救甲时当即昏倒。数分钟后，当甲、丙 2 人被救出送至医院，抢救无效死亡。

调查发现，事故车间位于生产楼的底层，长 40 m，宽 10 m，高 4.5 m，东西向排列 4 个沉淀池，在地平面以下，4＃池长 3.7 m，宽 3.4 m，深 2.5 m，一侧顶端有 0.46 m×0.46 m 的出入口，对角装有直径 0.115 m 的通风管，高出地面 0.85 m，开口在室内。该场所属于典型的密闭空间，但整个车间无强制通风设施，工艺流程中产生的二氧化碳比重大，加上沉淀池位于车间地平面下，造成二氧化碳蓄积，说明该工程设计存在明显缺陷。进一步调查发现该工程在设计、施工和验收过程中，没有经过卫生监督部门的预防性监督，作业工人缺乏职业安全知识，作业场所没有防护和急救设施。现场采集 4＃池内空气浓度，距底 0.2 m 二氧化碳浓度 17.9%，距底 1.5 m 处二氧化碳浓度

16.0%，淋醋车间二氧化碳平均浓度 0.24%。结合中毒者窒息死亡临床特点，认定为高浓度二氧化碳缺氧窒息死亡。

**事故要点分析：**

(1) 密闭空间的特点：淋醋车间属于地上密闭空间。

(2) 该淋醋车间内可能存在的职业危害：生产过程中产生大量有害气体，导致缺氧；未通风进入沉淀池，其中有害气体残留，造成缺氧窒息死亡。

(3) 未按照密闭空间管理程序进行管理，不良救援。

## 案例 59：某酿造厂发生二氧化碳缺氧窒息

**时间：** 1997 年 6 月 25 日

**地点：** 某酿造厂

**岗位或操作：** 酿醋车间散醋池清理

**毒物名称：** 二氧化碳

**中毒病名：** 二氧化碳缺氧窒息

**事故中毒人数：** 3 人中毒，其中 2 人死亡

**工艺流程：** 粮食→发酵→过滤→发酵

**经过：** 事故当日下午 1 时 30 分，当班车间主任甲（男，34 岁）下到散醋储存池清理污物，大约 2 min 后突然昏倒在池内，另一车间主任乙（男，33 岁）和操作工丙（男，39 岁）先后下池救人时昏倒。1 时 40 分，厂长丁闻讯赶来，立即组织人员向池内输入一钢瓶氧气，并入池将 3 人救出送医院抢救，其中甲和乙不幸身亡，丙住院治疗 90 d 后基本康复。

**事故要点分析：**

(1) 密闭空间的特点：发酵池属于地上密闭空间。

(2) 该发酵池可能存在的职业危害：生产过程中产生大量有害气体二氧化碳，造成缺氧窒息死亡。

(3) 未按照密闭空间管理程序进行管理，不良救援。应严禁向池内充氧气。

## 案例 60：某酒业公司清理黄酒沉淀池发生二氧化碳缺氧窒息

**时间：** 1997 年 5 月 14 日

**地点：** 某酒业公司

**岗位或操作：** 黄酒沉淀池清理

**毒物名称：** 二氧化碳

**中毒病名：** 二氧化碳缺氧窒息

**事故中毒人数：** 2 人死亡

**工艺流程：** 原料黄酒→沉淀→抽上清液→成品包装

**经过**：事故当日下午3时30分，操作工甲（男，21岁）清理已经抽去澄清上清液的黄酒沉淀池，突然倒入池内，管理人员乙（男，23岁）见状下池营救时也昏倒。厂部闻讯赶紧向池内送风，并用水冲洗，约在4时30分将2人拖出，但已经窒息身亡。

调查发现，沉淀池内沉渣已经放置4 d，发酵产生大量二氧化碳，蓄积在池内，而工作人员进入前未通风换气，导致吸入过量二氧化碳缺氧窒息；第一个营救人员未戴防毒面具，也吸入过量二氧化碳缺氧窒息。

**事故要点分析**：

(1) 密闭空间的特点：沉淀池属于地上密闭空间。

(2) 该沉淀池可能存在的职业危害：有机物发酵产生大量有害气体二氧化碳，导致氧气减少，造成缺氧窒息死亡。

(3) 未按照密闭空间管理程序进行管理，不良救援。

## 案例61：某酒业公司清理空酒池发生二氧化碳缺氧窒息

**时间**：2002年6月12日

**地点**：某酒业公司

**岗位或操作**：酿酒车间清理空酒池

**毒物名称**：二氧化碳

**中毒病名**：二氧化碳缺氧窒息

**事故中毒人数**：5人死亡

**经过**：事故当晚6时30分，酿酒车间1名职工在清洗空酒池时，发生中毒昏倒在池内，酒池外另4名职工相继下池救人时均昏倒在池内。后110和120赶到，用绳索等工具将5名职工救出后送医院抢救，其中4名当即身亡，1名一周后身亡。

调查发现，酿酒车间没有通风排毒设施，在酿酒池内有害气体情况不明的情况下，工人未戴任何防护设施下池清理，导致吸入过量二氧化碳缺氧窒息。后续4名营救人员缺乏应急救援自我防护知识，导致事故扩大。

**事故要点分析**：

(1) 密闭空间的特点：酿酒池属于地上密闭空间。

(2) 该酿酒池可能存在的职业危害：有害气体二氧化碳残留，导致氧气减少，造成缺氧窒息死亡。

(3) 未按照密闭空间管理程序进行管理，不良救援。

## 案例62：某酸菜腌制池发生二氧化碳缺氧窒息

**时间**：1999年3月19日

**地点：**某酸菜腌制池

**岗位或操作：**清理酸菜腌制池

**毒物名称：**二氧化碳

**中毒病名：**二氧化碳缺氧窒息

**事故中毒人数：**2 人死亡

**经过：**户主甲建有 26 个水泥池用于腌制酸菜，已经停用 7～8 个月，池内储有大量剩余酸菜，已经全部腐烂。事故前 2 日，甲请来民工乙、丙兄弟二人（27 岁和 31 岁）清理腌池，已经清理 23 个，事故当日继续清理剩下的 3 个池。上午 10 时许，甲外出归来，发现乙、丙兄弟二人倒在池下，找人救起时发现 1 人已经死亡，另 1 人在送往医院抢救时身亡。

**事故要点分析：**

（1）密闭空间的特点：酸菜腌制池属于地上密闭空间。

（2）该酸菜腌制池可能存在的职业危害：酸菜腐败产生有害气体，导致氧气减少，造成缺氧窒息死亡。

（3）未按照密闭空间管理程序进行管理。

## 案例 63：某县食品厂发生二氧化碳缺氧窒息

**时间：**1998 年 12 月 14 日

**地点：**某县食品厂

**岗位或操作：**发酵池翻料

**毒物名称：**二氧化碳

**中毒病名：**急性二氧化碳缺氧窒息

**事故中毒人数：**3 人中毒，其中 2 人死亡

**工艺流程：**煮青稞→加酶和水搅拌→发酵 20 d→转入发酵池中，加麸皮搅拌→50 ℃发酵 20 d，隔日翻料→过滤→制作食醋

**经过：**事故当日上午 8 时 40 分，酿造工甲（男，42 岁）进入发酵池中翻料，约 2 min 后昏倒，工人乙（男，53 岁）见状立即入池营救，不料也昏倒。其他工人见状打 110 报警，在警务人员的协作下，将厂长丙（男，42 岁）用绳子捆住腰部，从上吊入池中，计划厂长将中毒工人抱住后拉出池，但将厂长放入池底时，厂长也昏倒，立即将厂长拉出，1 h 后厂长恢复正常，甲和乙被救出后已经死亡。经空气检测管检测，二氧化碳严重超标。

调查发现，该厂酿醋车间发酵池与正常生产工艺不同，正常发酵池长 5 m，宽 3 m，深 1 m，而事故发酵池是由成品储备池改装的（因资金短缺，节省煤火而代用），池长 4 m，宽 3 m，深 2.8 m，相当于一个密闭空间，车间内生有一个火炉，房间门窗紧闭。发酵产生的二氧化碳聚积在池底，池高不易扩散，

导致进入的工人窒息中毒。厂长及承包人虽会酿醋，但不懂原理和化学反应过程，没有危害因素防护意识。事故发生后，全县找不到一具有效的个人防护面具，延误了患者抢救时间。

**事故要点分析：**

(1) 密闭空间的特点：发酵池属于地上密闭空间。

(2) 该发酵池可能存在的职业危害：发酵产生大量有害气体二氧化碳，导致氧气减少，造成缺氧窒息死亡。

(3) 未按照密闭空间管理程序进行管理，不良救援。

### 案例 64：某酒厂发生二氧化碳缺氧窒息

**时间：**1990 年 3 月 11 日

**地点：**某酒厂

**岗位或操作：**大曲车间发酵池加料

**毒物名称：**二氧化碳

**中毒病名：**二氧化碳缺氧窒息

**事故中毒人数：**1 人死亡

**经过：**事故当日上午 12 时，加料工甲（男，25 岁）进入发酵池加料，发生二氧化碳窒息死亡。

**事故要点分析：**

(1) 密闭空间的特点：发酵池属于地上密闭空间。

(2) 该发酵池可能存在的职业危害：发酵产生大量有害气体二氧化碳，导致氧气减少，造成缺氧窒息死亡。

(3) 未按照密闭空间管理程序进行管理。

21.4.5 含二氧化碳作业发生的二氧化碳缺氧窒息

### 案例 65：某蜂蜜研究所洗井发生二氧化碳缺氧窒息

**时间：**1991 年 5 月 6 日

**地点：**某蜂蜜研究所下坡路机井

**岗位或操作：**进口液态二氧化碳井喷压酸洗井

**毒物名称：**二氧化碳、氯化氢和氯气

**中毒病名：**二氧化碳缺氧窒息

**事故中毒人数：**5 人中毒，其中 2 人死亡

**工艺流程：**

1. 井水加盐酸：　$CaCO_3 + 2HCl = CaCl_2 + CO_2\uparrow + H_2O$

$CaMgCO_6 + 4HCl = CaCl_2 + MgCl_2 + 2CO_2\uparrow + 2H_2O$

2. 加液态二氧化碳，吸热式汽化产生压力，造成井喷，达到清洗井内污染物的目的。

**经过：** 事故前一日上午，工人先向井内加盐酸 125 kg，事故当日上午 10 时 30 分，工人向井内加入液态二氧化碳 40 L，不到 30 min，下井口取泵，5 名工人相继昏倒在井口内及井周草坪。抢救人员向井内送风，于 11 时 30 分将中毒者救出，送往医院抢救，其中 2 名工人不幸身亡。

**事故要点分析：**

(1) 密闭空间的特点：机井属于地下密闭空间。

(2) 该机井可能存在的职业危害：有害气体二氧化碳、氯化氢和氯气；缺氧。

(3) 未按照密闭空间管理程序进行管理。

## 21.5 氮气、氩气、甲烷等引起的缺氧窒息

### 案例 66：某合成木胶厂检修发生氮气窒息

**时间：** 1990 年 6 月 13 日

**地点：** 某合成木胶厂

**岗位或操作：** 抽提车间检修

**毒物名称：** 氮气

**中毒病名：** 急性氮气窒息

**事故中毒人数：** 10 人中毒，其中 1 人死亡

**经过：** 事故当日上午 10 时 32 分，抽提车间检修时，108＃塔再沸器管道阀门未加盲板，阀门打开，塔内工人安装塔盘，氮氧置换时，氮气通过阀门进入 108＃塔，导致塔内作业工人甲（男，33 岁）窒息死亡。先后 9 名工人参与营救，其中乙（男，24 岁）中毒昏迷，后救治康复，其余 8 人均出现轻度不适症状，住院 3 d 后出院。

**事故要点分析：**

(1) 密闭空间的特点：抽提车间属于地上密闭空间。

(2) 该抽提车间可能存在的职业危害：阀门未关导致大量有害气体氮气逸出，氧含量减少，造成缺氧窒息死亡。

(3) 未按照密闭空间管理程序进行管理，不良救援。

### 案例 67：某化肥厂发生氮气窒息

**时间：** 1991 年 8 月 21 日

**地点：** 某化肥厂

**岗位或操作：** 造气车间冲洗半水煤气总管

**毒物名称：** 氮气

**中毒病名：** 急性氮气窒息

**事故中毒人数：** 4 人中毒，其中 2 人死亡

**工艺流程：** 重油→一氧化碳和氢气→脱硫变换→压缩→水洗→压缩→铜洗→合成氨

**经过：** 事故当日化肥厂停产大检修，工人甲（男，31 岁）负责冲洗半水煤气总管，甲进入管道后，分析工在管道南线采样分析发现氧含量低于 10%，预计没有戴防护面具的甲会发生窒息，段长乙（男，41 岁）连同另外 2 名工人丙（男性，30 岁）和丁（男，25 岁）先后进入管道营救，3 人均未戴防护面具而发生中毒。4 人被抢救出来送医院治疗，甲和丙不治身亡，另 2 人住院 15 d 后基本康复。

**事故要点分析：**

（1）密闭空间的特点：管道属于地下密闭空间。

（2）该管道可能存在的职业危害：有害气体氮气残留，导致氧气减少，造成缺氧窒息死亡。

（3）未按照密闭空间管理程序进行管理，不良救援。

## 案例 68：某船舵机舱内发生氮气窒息

**时间：** 2001 年 4 月 7 日

**地点：** 某船舵

**岗位或操作：** 机舱内将铜套浸入液氮冷却收缩

**毒物名称：** 氮气

**中毒病名：** 急性氮气窒息

**事故中毒人数：** 7 人中毒，其中 1 人死亡

**经过：** 事故当日下午 4 时 48 分，甲等 3 名船舶钳工将铜套浸入液氮槽内冷却、收缩后将其插入舵轴孔内。7 min 后，3 名工人出现头痛、呼吸困难、躁动、不同程度意识障碍、全身大汗等症状。丁等 4 人立即进舱抢救也中毒。某中 1 人（男，41 岁）当场死亡，其余 6 人送至医院高压氧抢救对症治疗，除 1 人（男，28 岁）轻度昏迷，其余 5 人脱离危险。

**事故要点分析：**

（1）密闭空间的特点：船舱属于密闭设备。

（2）该船舱可能存在的职业危害：冷却工作接触大量有害气体氮气，导致氧气减少，造成缺氧窒息死亡。

(3) 未按照密闭空间管理程序进行管理。

## 案例 69：某石化工程公司发生氮气窒息

**时间：** 2001 年 8 月 18 日

**地点：** 某石化工程公司

**岗位或操作：** 洗化厂扩改改造

**毒物名称：** 氮气

**中毒病名：** 急性氮气窒息

**事故中毒人数：** 4 人

**经过：** 事故当日，洗化厂扩能改造工程已进入试车准备期，工人甲（男，42 岁）、乙（男，39 岁）和丙（男，40 岁）3 人上塔封人孔，见有一个消防水带伸至孔内，拽了几下没拽动。甲进入孔内去拆卸消防水带，另外 2 人在平台上监护。甲进入后即昏倒在塔内塔盘上，丙探身去拉甲时也昏倒。乙见状一面喊人，一面向外拉丙，此时检修大队副队长（男，37 岁）闻声上来，一起将丙救出。然后，副队长又探身进塔拉救甲时昏倒在塔内。乙又喊来 1 人共同将副队长拉出后，乙也昏倒在平台上。安环处丁闻声，戴上长管呼吸器进入塔内，将甲救出，并组织现场施工人员吊车将 4 名伤员运至地面，送医院治疗。

**事故要点分析：**

(1) 密闭空间的特点：塔属于密闭设备。

(2) 该塔内可能存在的职业危害：作业中存在有害气体氮气，导致氧气减少，造成缺氧窒息死亡。

(3) 未按照完善的密闭空间管理程序进行管理。

## 案例 70：某石化工程公司发生氮气窒息

**时间：** 2001 年 11 月 2 日

**地点：** 某石化工程公司

**岗位或操作：** 新建加氢装置更换人孔垫片

**毒物名称：** 氮气

**中毒病名：** 急性氮气窒息

**事故中毒人数：** 2 人中毒，其中 1 人死亡

**经过：** 事故当日下午 1 时 40 分，某工程公司检修大队工人甲等 3 人接到 D—108 罐人孔气密试验漏气维修任务，来到距离地面 8 m 高的人孔作业平台，先打开人孔盖板，更换垫片，甲拿着旧垫片去加氢车间更换新垫片，乙（男，48 岁）和丙（男，52 岁）2 人在平台上等候，期间乙进入罐中昏倒，丙

发现后立即下罐救人，试图将乙救出，但几秒后丙也倒下。另一送砂纸上来的工人见状急忙喊人，营救人员戴上呼吸器，用绳子和安全带将罐内2人救出，并立即做人工呼吸，直到本厂医院救护车到来，2时30分许2人被送到某医院，乙经抢救无效死亡，丙仍在治疗中。

调查表明，本起事故的主要原因是施工人员明知罐内已经通入氮气进行加压气密试验，违反安全操作规则入罐，而丙在无任何防护措施的情况下，擅自入罐救人，造成窒息和死亡事故；用人单位虽然在作业前两次召开班前会强调罐内已通入氮气，做保运检修，并挂出警示牌，指示罐内已通入氮气，明确只能在罐外作业，但是并没有做好意外的应急准备，现场没有配备防毒呼吸面具和急救设备，而且乙和丙为临时工，虽然签订了安全协议，但安全培训显然也不充分；此前8月18日公司曾经发生过一起类似中毒事故，没有及时总结教训。

**事故要点分析：**

(1) 密闭空间的特点：D—108罐属于密闭设备。

(2) 该D—108罐内可能存在的职业危害：D—108罐存在氮气，导致氧气减少，造成缺氧窒息死亡。

(3) 未按照密闭空间管理程序进行管理，不良救援。

## 案例71：某合成橡胶厂DA—108塔发生急性氮气窒息事故

**时间：**1990年6月16日

**地点：**某合成橡胶厂

**岗位或操作：**检修合成塔

**毒物名称：**氮气

**中毒病名：**急性氮气窒息

**事故中毒人数：**10人中毒，其中1人死亡

**经过：**合成橡胶厂于6月7日开始进行一年一度全厂各个塔常规性大检修。6月13日绝大部分塔已检修完毕，只有抽提车间的DA—108塔还需要回装塔板，上午8时30分，数名工人入塔工作，因其他各塔要通氮气检查有无泄漏，将各塔育板拆除，上午9时30分送入氮气时没有及时加上，因此在送入氮气时氮气通过再沸器进入DA—108塔时氮气压力不上升，化工二班发现异常，没有及时停止供气检查。而上午10时30分，在108塔内上部人孔内的工人自感发闷而从人孔爬出，塔下部工作的人员则昏倒，塔外监护人员发现后，在无任何防护用品的情况下进塔救人，未到塔底也昏倒。半小时后救援人员终于将2名窒息者救出，送医院抢救，其中1人不治身亡，另1人次日苏醒，8名抢救人员也出现窒息症状而接受治疗。

**事故要点分析：**

(1) 密闭空间的特点：合成塔属于密闭设备。

(2) 该合成塔内可能存在的职业危害：有害气体氮气逸出，导致氧气减少，造成缺氧窒息死亡。

(3) 未按照密闭空间管理程序进行管理，不良救援。

## 案例 72：某铜带公司维修液氨槽发生急性氮气窒息死亡事故

**时间：**1994 年 12 月 30 日

**地点：**某铜带公司

**岗位或操作：**维修液氨槽

**毒物名称：**氮气

**中毒病名：**急性氮气窒息

**事故中毒人数：**2 人死亡

**经过：**某铜带公司因年终检修，委托某制冷工程公司对 94 车间的液氨槽进行清理维修。94 车间的液氨槽约 10 $m^3$，槽周围无操作规程标牌。检修的主要过程是将残留的氨放出后用水清洗，然后用醋酸中和弃去，充入氮气做气密性试验，以检查有无漏气，以气压表为零和经验判断作为人能否进入槽内的依据。事故当日上午 9 时，操作工甲等人发现液位计和法兰连接部有泄漏，经处理安装，上午 10 时充入氮气再次检漏，11 时发现该部位仍有泄漏，遂打开检修孔，由操作工乙进入槽内往返数次对法兰丝进行处理，封好检修孔后再次冲入氮气，中午 12 时 30 分继续检漏，发现法兰泄漏为法兰丝裂纹所致，于 14 时左右再次打开检修孔，14 时 20 分乙佩戴了防护面具未系安全绳顺着梯子下槽，从梯子上栽了下去，操作工丙等人急忙来救，丙未带防毒面具，只系了一根安全绳下槽，刚下去就一头栽到槽底，此时其他操作工急向四周呼救，并将氧气管伸入槽内放氧，3～4 min 后，把槽内乙、丙 2 人救出，2 人于下午 3 时 20 分在急送医院途中死亡。

**事故要点分析：**

(1) 密闭空间的特点：液氨槽属于密闭设备。

(2) 该液氨槽可能存在的职业危害：有害气体氮气泄漏，导致氧气减少，造成缺氧窒息死亡。

(3) 未按照密闭空间管理程序进行管理，不良救援。应严禁向密闭设备充氧气。

## 案例 73：某钢铁（集团）有限公司发生急性氩气窒息

**时间：**1997 年 9 月 10 日

**地点：**某钢铁（集团）公司

**岗位或操作：**新建大电炉工程真空排气炉内施工

**毒物名称：**氩气

**中毒病名：**急性氩气窒息

**事故中毒人数：**6人中毒，其中5人死亡

**经过：**某钢铁厂为扩大生产项目，准备新建2台VD炉（真空排气炉）。该项目由某市某工业设备安装公司承建，从1997年3月份起施工，至事故发生前还未完全竣工。事故当日下午1时许，安装公司5名工人进入VD炉施工，用氧气及乙炔混合气体进行气割作业，下午2时许厂方职工发现施工人员躺在炉内，即进行抢救，另1名消防队员带防毒面具下炉也即昏倒。后经对炉内机械排风以及下炉抢救人员佩戴供氧式面具等措施后才将6人拖至炉外。经医院抢救，5名安装工人死亡，1名消防队员脱离了险情。

现场调查发现，在建的VD炉呈圆柱形敞开状，直径6 m，深6.8 m，洞口经现场采样分析，未采集到一氧化碳及硫化氢。经现场勘察，VD炉外有氩气管从炉口通至炉内底部，氩气管阀门临近炉口处，当时氩气管已接通供气。调查人员于当日傍晚采集空气样品经检验室分析，氧含量为6%～7%，此外又对采集的空气样品进行色－质分析，氩气含量大于50%，初步认定该起事故是因为氩气沉积炉内底部置换空气造成缺氧窒息死亡。调查发现，厂方和施工方均不了解氩气的特性。

**事故要点分析：**

（1）密闭空间的特点：真空排气炉属于密闭设备。

（2）该真空排气炉内可能存在的职业危害：人员作业时真空排气炉内存在大量氩气，导致氧气减少，造成缺氧窒息死亡。

（3）未按照密闭空间管理程序进行管理。

## 21.6 混合性气体中毒

### 案例74：某沼气站沼气窒息事故

**时间：**1999年6月16日

**地点：**某沼气站

**岗位或操作：**沼气池开阀放水

**毒物名称：**沼气混合气

**中毒病名：**急性沼气混合气窒息

**事故中毒人数：**4人中毒，3人死亡

**经过：**事故当日下午4时，因连日雨水多，沼气站职工甲（男，58岁）下井开阀门放水，此阀门在第三和第四沉淀池之间，自1998年12月沼气站投产以来未曾开启。甲开阀门后爬上井口后又跌入井内，附近有人发现后呼救，乙（男，29岁）、丙（男，35岁）和丁（男，28岁）听见呼救，先后下井救人，其中丙爬入一半时感觉胸闷头昏，立即往井口爬，到井口被同伴拉上后立即昏迷，另外两个救人者落入井内。除丙送医院吸氧治疗康复，其余3人因沼气混合气缺氧窒息死亡。

**事故要点分析：**

(1) 密闭空间的特点：沼气池属于地下密闭空间。

(2) 该沼气池可能存在的职业危害：有机物分解产生大量甲烷、一氧化碳、硫化氢等有毒有害气体，直接造成中毒；同时有毒有害气体导致氧气含量减少，造成缺氧窒息死亡。

(3) 未按照密闭空间管理程序进行管理，不良救援。

## 案例75：某修造船厂清扫船舱发生以二甲苯为主的混合性有毒气体中毒

**时间：**2001年3月17日

**地点：**某县修造船厂

**岗位或操作：**清扫船舱

**毒物名称：**以二甲苯为主的混合性有毒气体

**中毒病名：**以二甲苯为主的急性混合性有毒气体中毒

**事故中毒人数：**4人

**经过：**事故当日上午9时30分，8名女工到长海县修造船厂保修的“春兴轮”机舱内用含5%二甲苯的清洗剂清扫和擦洗油污，工作结束后到水坞的坎头休息，10时40分1名女工出现头痛、呼吸困难、抽搐等症状，在女工的护送下，到县医院就诊。在救护车中，相继又有3名女工出现头痛、乏力、胸闷、呼吸困难和四肢麻木等中毒症状。4人被诊断为急性混合性有毒气体中毒。

事故调查发现，该轮机舱维修机器时曾大量使用含5%二甲苯的清洗剂，船舱内没有密闭通风排毒设备，而参与清扫的女工没有佩戴任何防毒用品，可能吸入以二甲苯为主的混合性有毒气体导致中毒，因为调查时该轮已经出海，无法测定当时船舱空气中有害气体的浓度。

**事故要点分析：**

(1) 密闭空间的特点：船舱属于密闭设备。

(2) 该船舱可能存在的职业危害：清洗剂本身含有二甲苯有毒物质，挥发后直接引起中毒；清洁剂与某些物质反应会产生有毒气体；有毒有害气体的产生可使得氧气浓度下降，导致缺氧。

(3) 未按照密闭空间管理程序进行管理。

## 案例 76：某个体非法炼油厂发生燃料油混合性气体中毒事故

**时间：** 2000 年 6 月 3 日

**地点：** 某非法炼油厂

**岗位或操作：** 自制炼油罐清理

**毒物名称：** 燃料油混合性气体

**中毒病名：** 急性燃料油混合性气体中毒

**事故中毒人数：** 4 人中毒，其中 2 人死亡

**经过：** 事故前日晚 8 时，村民甲（男，46 岁）和另外 3 人用从某炼油厂购进的废油土法炼油，第一锅油炼好，准备贩卖。事故当日早晨 6 时许，乙（男，35 岁）打开一个准备盛装炼制成品油的土制油罐，下罐清除罐中不明液体，随即昏倒。丙（男，25 岁）、甲和丁（男，63 岁）先后下罐营救也都昏倒在罐内。4 人被救出后送往某空军医院，乙、丙 2 人已死亡，甲、丁 2 人经高压氧治疗获救。某卫生防疫站现场取样送某石油局化验分析，为 $C_6$～$C_{23}$ 接近汽油的燃料油，诊断为急性燃料油混合性气体中毒。

**事故要点分析：**

(1) 密闭空间的特点：油罐属于密闭设备。

(2) 该油罐可能存在的职业危害：残留的燃料油挥发产生有毒有害气体，可直接引起中毒；有毒有害气体的产生使得氧含量减少，引起缺氧。

(3) 未按照密闭空间管理程序进行管理，不良救援。

## 案例 77：某塑料化工厂维修反应釜时发生光气和甲苯混合气体中毒事故

**时间：** 2000 年 4 月 8 日

**地点：** 某塑料化工厂

**岗位或操作：** 酰化工段维修反应釜

**毒物名称：** 光气和甲苯混合气体

**中毒病名：** 混合气体中毒

**事故中毒人数：** 2 人中毒，其中 1 人死亡

**工艺流程：** 光气和甲苯在反应釜内反应，生成酰化物，冷却结晶，离心制成成品。

**经过：** 事故当日上午 9 时，维修工甲（男，50 岁）和乙（男，48 岁）未戴防毒面具，在 1# 反应釜残留甲苯和光气未抽干的情况下，拆卸阀杆，导致毒物从拆开的阀杆空隙处漏出，部分溅到乙的身上，乙随即离开事故现场；甲则在戴上防毒面具的营救人员的帮助下离开。2 人出现胸闷、气急和咳嗽等中毒症状，急送医院治疗，其中甲病情加重，抢救无效死亡。

**事故要点分析：**

(1) 密闭空间的特点：反应釜属于密闭设备。

(2) 该反应釜可能存在的职业危害：有毒有害气体甲苯和光气残留，直接引起中毒。

(3) 未按照密闭空间管理程序进行管理。

## 案例 78：某村重晶石矿井一氧化碳和二氧化碳混合气体中毒

**时间：** 2001 年 8 月 25 日

**地点：** 某村重晶石矿井

**岗位或操作：** 矿井抽水

**毒物名称：** 一氧化碳和二氧化碳混合气体

**中毒病名：** 混合气体中毒

**事故中毒人数：** 12 人中毒，其中 3 人死亡

**经过：** 事故当日 7 时，2 名矿工深入一号岩洞内用柴油机试机抽水时，昏倒。先后 6 名民工均未戴任何防护设施即入洞救援也相继昏倒。矿工甲阻止了前来救援的群众下洞救人并报警 110。其中 5 名中毒工人被闻讯赶来的消防干警救出，另 3 名工人因洞内地形复杂、救援设施不齐备而无法及时救出，当场死亡。4 名救援的消防干警也出现中毒症状。经现场抢救并送往医院治疗，5 名中毒工人和 4 名中毒干警脱离了危险。

**事故要点分析：**

(1) 密闭空间的特点：矿井属于地下密闭空间。

(2) 该矿井可能存在的职业危害：柴油机运转消耗氧气，导致缺氧；柴油机运转排出的二氧化碳废气和柴油未完全燃烧产生的一氧化碳废气，可直接引起中毒，也可同时引起缺氧。

(3) 未按照密闭空间管理程序进行管理，不良救援。

## 案例 79：某机修厂发生一氧化碳、二氧化碳和氮氧化物混合中毒事故

**时间：** 2002 年 1 月 21 日

**地点：** 某机修厂 1 号炉

**岗位或操作：**锅炉内检修

**毒物名称：**一氧化碳、二氧化碳和氮氧化物混合气体

**中毒病名：**混合气体中毒

**事故中毒人数：**6人中毒，其中3人死亡

**经过：**事故当日上午8时30分至11时20分，公司电焊工甲和乙进入处于检修期的1号锅炉内进行电焊作业，无异常情况发生，该锅炉除炉顶工作窗和底部两个20 cm×15 cm的小窗口外，基本密闭。当日下午1时20分，甲和另外1名工人丙进入1号锅炉内准备继续工作，随即昏倒。其他工人发现后急忙下炉抢救，先后下去4人，除1人因戴防毒面具无异常外，另3人也昏倒在炉内。炉外1名工人拿氧气瓶的通气管从炉底小窗口往炉内通氧气，因其面部离小窗口太近（约8 cm），1 min后也昏倒。救援职工气割炉底后将炉内5人救出，当场死亡3人，另外3人住院治疗。

**事故要点分析：**

（1）密闭空间的特点：锅炉属于密闭设备。

（2）该锅炉可能存在的职业危害：在密闭空间内长时间电焊作业产生大量一氧化碳、二氧化碳和氮氧化物等有害气体，并导致缺氧；电焊还产生紫外线、噪声、热等危害。

（3）未按照密闭空间管理程序进行管理，不良救援。应严禁向锅炉充氧气。

## 案例80：某油粕公司黄豆筒仓发生一氧化碳和二氧化碳混合中毒

**时间：**1999年10月11日

**地点：**某油粕工业公司黄豆筒仓

**岗位或操作：**粮仓检查

**毒物名称：**一氧化碳和二氧化碳混合气体

**中毒病名：**混合气体中毒

**事故中毒人数：**3人中毒，其中2人死亡

**经过：**事故当日晚6时40分，6名工人在筒仓顶部作例行巡检，因怀疑黄豆发霉，甲下到一号仓检查，在返回时昏倒，乙下去救人也昏倒。丙本也下去救人，因头晕胸闷立即上来，在平台上休息了5 min后向保安人员报告。约19点40分，甲和乙被消防人员救出，送医院急救无效死亡。

调查发现，储存黄豆的筒仓，深40 m，仅顶部有一个1.2 m×1.2 m的开口，极易蓄积高浓度的有毒气体，属典型需要准入的密闭空间。事故后测量筒内一氧化碳和二氧化碳浓度都严重超标。

**事故要点分析：**

(1) 密闭空间的特点：粮仓属于地上密闭空间。

(2) 该粮仓可能存在的职业危害：黄豆发霉产生有毒有害气体一氧化碳和二氧化碳；同时导致氧气减少，造成缺氧。

(3) 未按照密闭空间管理程序进行管理，不良救援。

## 案例 81：某芒硝矿爆破致一氧化碳为主的混合性气体中毒伴缺氧窒息

**时间：** 1997 年 10 月 14 日

**地点：** 某芒硝矿

**岗位或操作：** 井下作业

**毒物名称：** 一氧化碳等

**中毒病名：** 以一氧化碳为主的混合气体中毒

**事故中毒人数：** 5 人中毒，其中 2 人死亡

**经过：** 事故当日矿井爆破完毕后，2 名当班工人甲和乙即沿运输大巷向里行走约 200 m 时昏倒，另外 3 名工人抢救时也昏倒。经送医院救治，甲和乙不幸身亡，另 3 名中毒者康复。现场模拟测量，一氧化碳浓度和氮氧化物严重超标。

**事故要点分析：**

(1) 密闭空间的特点：矿井属于地下密闭空间。

(2) 该矿井可能存在的职业危害：爆破产生大量有毒有害气体一氧化碳和氮氧化物，直接引起中毒；爆破消耗大量氧气，导致氧气浓度减少，造成缺氧。

(3) 未按照密闭空间管理程序进行管理，不良救援。

## 案例 82：某硫铁矿发生二氧化硫和二氧化碳混合气体中毒

**时间：** 1997 年 9 月 20 日

**地点：** 某硫铁矿

**岗位或操作：** 坑道斜井抽水

**毒物名称：** 二氧化硫和二氧化碳

**中毒病名：** 混合气体窒息中毒

**事故中毒人数：** 5 人中毒，其中 2 人死亡

**经过：** 事故当日上午 6 时，2 名工人甲和乙（男，均 48 岁）在 2＃坑道斜井中抽水，3 h 后，接近水面的工人甲突然昏倒，10 m 外的乙闻有刺激味，感到头昏、胸闷，于是爬出井口喊救人，另 3 人下去救人时 1 人昏迷，副矿

长丙（男，53 岁）和电工丁（男，33 岁）跌入淤泥水中窒息死亡。其余 3 人被救出后住院 1～7 d 康复。

**事故要点分析：**

（1）密闭空间的特点：坑道斜井属于地下密闭空间。

（2）该坑道斜井可能存在的职业危害：有毒有害气体二氧化硫和二氧化碳残留，直接引起中毒；有毒、有害气体导致氧气浓度下降，引起缺氧窒息。

（3）未按照密闭空间管理程序进行管理，不良救援。

## 案例 83：某锑矿发生 37 人井下爆破有毒气体中毒

**时间：**2002 年 4 月 17 日

**地点：**某锑矿

**岗位或操作：**井下采矿

**毒物名称：**二氧化硫和二氧化碳

**中毒病名：**混合气体中毒

**事故中毒人数：**37 人中毒，其中 3 人死亡

**经过：**事故前 1 日，锑矿爆破矿石作业后，开启压入式通风设备排风 1 h 左右，事故当日凌晨 4 时 30 分又通风 40 min 后，4 名矿工进入矿井，行至距离洞口约 250 m 处相继昏倒。第二批下井的 4 名工人发现险情，急忙返回求救，其中 1 人在距井口约 40 m 处昏倒，另 3 人跑出井外。本矿点和邻近矿点的矿工随即进入矿井救人，期间又有 20 多人相继窒息中毒。当地消防支队在 9 时 10 分接到报案后，9 时 50 分赶到现场投入抢救，将井下 20 余人全部救出，10 名消防队员也出现不同程度窒息中毒症状。本次事故共造成 3 名矿工死亡，1 名矿工和 1 名消防队员重伤，23 名矿工和 9 名消防队员中毒。

调查表明，事故矿井为独眼矿井开采，巷道宽 1.5 m，高 1.6 m，深约 450 m，采用压入式送风，送风量 90 $m^3/h$，按矿井下空间 1000 $m^3$ 算，至少需送风 10 h 才能将井内空气置换一次，所以当时采用的通风设施不能达到有效通风的效果。根据现场空气采样检测，井口 90 m 和 140 m 处二氧化碳浓度均大于 2.0％，而事故发生地距采样点相对落差为－35 m，根据二氧化碳易于蓄积在低处的特性，估计事故点二氧化碳浓度远远高于 2.0％。另外，入院者反映现场有异常臭味，分析该矿井为锑矿，锑矿多以硫化物的形式存在，爆破后炮烟氮氧化物在井内潮湿环境下可形成酸性介质，使三硫化锑分解，产生硫化氢气体，故不排除硫化氢联合作用。该起事故被认定为急性职业性窒息中毒重大伤亡事故。

**事故要点分析：**

（1）密闭空间的特点：矿井属于地下密闭空间。

（2）该矿井可能存在的职业危害：有毒有害气体残留；有毒有害气体导致氧气浓度下降，造成缺氧窒息；爆破产生大量有毒有害气体，可直接引起中毒。

（3）未按照密闭空间管理程序进行管理，不良救援。

## 案例 84：某公司发生急性硝基甲烷中毒

**时间：**2001 年 2 月 16 日

**地点：**某公司

**岗位或操作：**BK 生产车间结晶锅检修

**毒物名称：**硝基甲烷、2－溴－2－硝基－丙二醇

**中毒病名：**急性硝基甲烷中毒并 2－溴－2－硝基－丙二醇中毒

**事故中毒人数：**3 人

**工艺流程：**原料（甲醛＋硝基甲烷＋溴）→水溶解→活性炭脱色→过滤→结晶→脱水→烘干→包装

**经过：**事故当日上午 8 时，公司发现 BK 车间的终产品中含有搪瓷碎片，怀疑是结晶锅内壁的搪瓷脱落所致，即停产检查。停工约 3 h 后，12 时 30 分，工程师甲（男，36 岁）打开结晶锅人孔用真空泵抽风 15 min 后，未戴任何防护用具进入锅内检查，3 min 后自感头晕乏力，因无法自己爬出，示意锅旁负责监护的乙协助，乙无力拉其出来，甲即昏倒在内。乙喊来蒸馏工丙（男，25 岁）、丁（男，26 岁）进入锅内，用橡胶皮带将甲捆住后拖出，随即丙和丁也出现头晕乏力症状，3 人被送往市化工职防院抢救。

调查发现，结晶锅呈负压状态，生产管道中气态的硝基甲烷聚集于此并沉于底部，导致进入者吸入中毒；因通风时间太短，2－溴－2－硝基－丙二醇聚集在锅内被进入者大量吸入；同时因通风不良，不排除缺氧协同作用。公司以保密为由对职工隐瞒所接触的化学品及其毒性，事故发生的工作场所也未张贴安全规程。

**事故要点分析：**

（1）密闭空间的特点：结晶锅属于密闭设备。

（2）该结晶锅可能存在的职业危害：气态的硝基甲烷残留，导致氧气减少，造成缺氧窒息死亡。

（3）未按照密闭空间管理程序进行管理，不良救援。

# 22 有机溶剂中毒

## 案例 85：某市政工程公司 6 人井下刷油漆发生甲苯中毒事故

**时间：** 1990 年 4 月 27 日

**地点：** 某市政工程公司

**岗位或操作：** 井下防水作业

**毒物名称：** 甲苯和苯等

**中毒病名：** 苯及其同系物中毒

**事故中毒人数：** 6 人

**经过：** 事故当日上午 11 时，2 名工人进入 5.8 m 深的井下给直径 1.4 m 的水管刷油漆。5～6 min 后，有 1 名工人昏倒，将漆桶撞倒，油漆洒于井底，另 1 名工人发现后呼救，也昏倒。井上 4 名工人闻声，先后下井抢救也中毒。某专业机构现场检测甲苯、苯、醋酸乙酯严重超标。

**事故要点分析：**

(1) 密闭空间的特点：地下井中的管道属于地下密闭空间。

(2) 该管道可能存在的职业危害：作业时油漆释放大量有毒有害的甲苯、苯、醋酸乙酯直接引起中毒。

(3) 未按照密闭空间管理程序进行管理，不良救援。

## 案例 86：某市建公司地基涂防水材料发生急性甲苯等有机溶剂中毒

**时间：** 1990 年 6 月 6 日

**地点：** 某市建公司工地

**岗位或操作：** 井下防水作业

**毒物名称：** 甲苯和苯

**中毒病名：** 苯及其同系物中毒

**事故中毒人数：** 2 人

**经过：** 事故当日上午 8 时许，2 名工人在 10 m 深的地基层竖井中给段缝涂刷防水材料（自已用聚酯涂料和甲苯调配）。涂约 1 $m^2$ 时，工人甲自觉刺眼后，休克，工人乙发觉后下井救人未成，先返回地面呼救，又下井救人时休克。2 人被送往职防院救治，住院一周后痊愈。现场检测甲苯、苯严重超标，工人在地基层涂刷时，因闭塞不通风，甲苯和苯等有机溶剂挥发后蓄积在狭小的竖井中，导致工人吸入中毒。根据事故调查，工人曾向领导提出需要戴防毒面具，被领导拒绝。

**事故要点分析：**

(1) 密闭空间的特点：地基井竖井属于地下密闭空间。

(2) 该地基井可能存在的职业危害：防水涂料释放大量有毒有害的甲苯、苯，直接引起中毒。

(3) 未按照密闭空间管理程序进行管理，不良救援。

## 案例 87：某制药厂储水箱涂刷防锈漆发生有机溶剂中毒

**时间：** 1990 年 12 月 7 日

**地点：** 某制药厂工地

**岗位或操作：** 水箱防水作业

**毒物名称：** 苯和甲苯等

**中毒病名：** 苯及其同系物中毒

**事故中毒人数：** 3 人中毒，其中 1 人死亡

**经过：** 事故当日上午，临时工甲进入新建注射剂车间储水箱涂刷防锈漆。该储水箱高 2 m，长 2.5 m，宽 1.5 m，顶上只有 0.3 $m^2$ 一人孔。下午另 2 名工人和甲一起进入储水箱，约 30 min 后 3 人都感头晕，2 人先出，随后将甲拉出，稍作休息时甲晕倒，急送至医院，甲经抢救无效死亡。

调查发现，储水箱不通风，在里面涂刷防锈漆，苯、甲苯和汽油等有机溶剂挥发后蓄积在箱体中，工人吸入后中毒。现场检测苯、甲苯、汽油浓度严重超标。

**事故要点分析：**

(1) 密闭空间的特点：储水箱属于密闭设备。

(2) 该储水箱可能存在的职业危害：涂刷防锈漆时，防锈漆释放大量有毒有害苯、甲苯和汽油等有机溶剂挥发物，直接引起中毒；有毒有害气体使得氧气浓度下降，导致缺氧。

(3) 未按照密闭空间管理程序进行管理，不良救援。

## 案例 88：某地下室循环水池防水处理发生苯等有机溶剂中毒

**时间：** 1991 年 4 月 4 日

**地点：** 某地下室施工地点

**岗位或操作：** 水池防水作业

**毒物名称：** 苯和甲苯

**中毒病名：** 苯及其同系物中毒

**事故中毒人数：** 4 人中毒，其中 1 人死亡

**经过：** 事故当日上午 11 时，4 名临时工在某饭庄地下室泵房循环水池做防水处理工程，使用 AP3 涂料，发生有机溶剂吸入中毒，其中 3 人经医院抢救脱险，1 人在送往医院途中死亡。

调查发现，施工现场无自然通风和机械通风，事故后检测现场空气中苯、甲苯浓度严重超标，操作工吸入高浓度的苯和甲苯发生急性中毒事故。

**事故要点分析：**

(1) 密闭空间的特点：地下室属于地下密闭空间。

(2) 该地下室可能存在的职业危害：防水涂料释放大量苯、甲苯，直接引起中毒。

(3) 未按照密闭空间管理程序进行管理。

## 案例 89：某地下防水涂料施工区发生苯等有机溶剂中毒

**时间：** 1999 年 7 月 20 日

**地点：** 某地下防水涂料施工区

**岗位或操作：** 地下防水作业

**毒物名称：** 苯和二氧化碳等

**中毒病名：** 以苯为主的中毒

**事故中毒人数：** 19 人中毒，其中 2 人死亡

**经过：** 7 月 19 日晚 10 时开始，甲等 4 名防腐工在地下四楼距地面 15 m、宽 9 m 的狭长基槽中涂刷防水涂料，乙运料。事故当日凌晨 1 时 30 分，乙发现甲、丙昏倒，立即找警卫组织抢救，并报告急救中心，随后回现场，发现另外 2 名防腐工也昏倒。随后 10 余人参与了现场抢救，也出现中毒症状。急救中心赶到现场，甲和丙经抢救无效，当场死亡，其余 17 人送医院抢救，分别住院 1～13 d 后痊愈。

调查发现，工人在 15 m 深的地下涂刷施工，现场无任何机械通风，施工过程中未佩戴任何防毒用具。经某专业机构检测，涂料中苯占成分 31.6%～38.5%，事故后 8 h 采取现场空气样品，苯、二氧化碳浓度严重超标，造成以苯为主的急性中毒。

**事故要点分析：**

(1) 密闭空间的特点：地下作业区属于地下密闭空间。

(2) 该地下作业区可能存在的职业危害：防水涂料释放大量有毒有害的苯挥发物直接引起中毒；苯挥发物的释放使得作业区氧气浓度下降，二氧化碳浓度增大，引起缺氧。

(3) 未按照密闭空间管理程序进行管理，不良救援。

## 案例 90：某水池防水处理作业发生中毒事故

**时间：**2002 年 6 月 22 日

**地点：**某水池方防水作业施工地

**岗位或操作：**水池防水作业

**毒物名称：**苯

**中毒病名：**苯中毒

**事故中毒人数：**3 人中毒，其中 1 人死亡

**经过：**事故当日早 6 时，建筑工人甲、乙和丙在水处理池中涂刷防水涂料。约 7 时许，乙发现甲和丙晕倒在池内，便呼人求救，并进入池内救人时昏倒。3 人被抬出地面，由急救中心医生救治处理后，送医院抢救，其中甲不治死亡。

调查发现，工人使用的防水涂料中含有苯等有机溶剂，挥发蓄积在水处理池中，被工人吸入引起中毒。

**事故要点分析：**

(1) 密闭空间的特点：水处理池属于地上密闭空间。

(2) 该水处理池可能存在的职业危害：防水涂料释放大量有毒有害苯挥发物，直接引起中毒；有毒有害气体导致氧气浓度下降，引起缺氧。

(3) 未按照密闭空间管理程序进行管理，不良救援。

## 案例 91：某广场工地涂刷地下室发生苯中毒

**时间：**2002 年 7 月 14 日

**地点：**某广场

**岗位或操作：**地下室防水作业

**毒物名称：**苯及其同系物

**中毒病名：**苯及其同系物中毒

**事故中毒人数：**14 人中毒，其中 4 人死亡

**经过：**事故当日下午 3 时许，4 名民工在某广场工地地下室涂刷防水材料，其中甲的施工位置距一楼地面 8 m，乙等人施工位置距一楼地面 4 m。施工半小时后，发现甲昏倒，乙等人下至 8 m 处抢救，亦相继昏倒，并跌落地下室积水中，被一楼地面传递涂料的工人发觉，大呼救命，十余民工应声而来，沿施工脚手架下去营救，不久，营救人员也陆续出现胸闷、头昏、恶心和乏力等症状。4 时 23 分，120 急救中心赶来将所有人员救出地面，共 14 人送至市急救中心救治，其中 4 人死亡。

现场调查发现，事故后 17 h 现场空气检测，苯、甲苯和二甲苯浓度严重超标，因为急救时进行了通风排毒，事故发生时的浓度应高于检测浓度。对现场所用防水材料分析，苯、甲苯和二甲苯含量也超标。事故发生的地下室为槽形基坑，深 9 m，上宽下窄，最狭长处仅宽 60 cm，通风不良。当时气温高达 37.8 ℃，加速苯及其化合物的挥发。地下室积水深约 70 cm。4 名民工吸入大量苯及其化合物等有机溶剂，并缺氧，引发意识障碍落入积水中窒息而死。

**事故要点分析：**

(1) 密闭空间的特点：地下室属于地下密闭空间。

(2) 该地下室可能存在的职业危害：防水涂料释放大量有毒有害苯、甲苯、二甲苯，直接引起中毒；有毒有害气体导致氧气浓度下降，引起缺氧。

(3) 未按照密闭空间管理程序进行管理，不良救援。

## 案例 92：某广场地下商场隔油池防水处理时发生中毒事故

**时间：** 2000 年 3 月 7 日

**地点：** 某广场地下商场隔油池

**岗位或操作：** 隔油池防水作业

**毒物名称：** 苯和甲苯

**中毒病名：** 苯及其同系物中毒

**事故中毒人数：** 4 人中毒，其中 1 人死亡

**经过：** 事故当日上午 9 时 30 分，某机电安装工程公司安排聘用的 4 名外地民工对某广场地下商场隔油池进行防水处理。先由甲下池作业，约 10 min 后自感不适，即出池休息稍许，第二次下池约 10 min，又感不适即出池口，此时已经完成第一隔池内壁约一半的涂刷作业。随后，换由在池口监护的乙下池作业，仅几分钟就倒入池内，在池口休息的甲随即呼救，先后由丙和丁下池救人也昏倒。随即报警 110，消防队员将中毒者救出后急送医院，其中乙不治身亡，丙和丁住院治疗，甲未就医。

调查发现，该隔油池为三隔串联式水泥池，每池高 2.7 m、宽 1.5 m、长 4.7 m，池顶封闭，仅设 50 cm 见方的出入孔口，属密闭空间. 根据某卫生监督所当日下午对现场空气的检测结果，苯、甲苯浓度严重超标. 工人使用的防水涂料“氯丁胶”未标明厂址、产品证号、生产日期、批号、成分及施工时的安全防护要求，属“三无”产品，苯含量达 97.6～114 mg/g。再结合工人的中毒情况，可以认定是急性苯中毒事故。

**事故要点分析：**

(1) 密闭空间的特点：隔油池属于地下密闭空间。

(2) 该隔油池可能存在的职业危害：防水涂料释放大量有毒有害苯、甲苯挥发物，蓄积后直接引起中毒；有毒有害气体导致氧气浓度下降，引起缺氧。

(3) 未按照密闭空间管理程序进行管理，不良救援。

## 案例 93：某公司涂刷水箱发生苯中毒事故

**时间**：2000 年 4 月 21 日

**地点**：某膨胀水箱施工地

**岗位或操作**：水箱防水作业

**毒物名称**：苯

**中毒病名**：苯中毒

**事故中毒人数**：8 人中毒，其中 1 人死亡

**经过**：事故前一日，公司员工甲和乙用苯系物稀料配置涂料，涂刷了膨胀水箱。事故当日中午 1 时，甲和乙准备刷第二遍，甲进入水箱刚作业几分钟即中毒倒下，乙发现后入箱救人时也倒下。几分钟后得知求救信号的保安丙从一楼跑上八楼，入箱先将甲救出后也倒下，另有 5 名参与营救的干警也中毒。后经过 110、119 干警和 120 医护人员近 20 min 的紧张营救，乙和丙等人被救出，送医院抢救，其中丙不治身亡。

调查发现，事故前一日在密闭水箱中涂刷了含苯涂料，苯挥发后在水箱中高浓度蓄积，第二天工人再次进入时吸入高浓度苯即发生中毒。

**事故要点**：

(1) 密闭空间的特点：膨胀水箱属于密闭设备。

(2) 该膨胀水箱可能存在的职业危害：防水涂料释放大量有毒有害含苯气体，蓄积后直接引起中毒；有毒有害气体导致氧气浓度下降，引起缺氧。

(3) 未按照密闭空间管理程序进行管理。

## 案例 94：某建筑装饰公司防水施工发生苯同系物中毒

**时间**：2000 年 10 月 1 日

**地点**：某建筑装饰公司某商厦建筑工地

**岗位或操作**：蓄水池防水作业

**毒物名称**：苯及其同系物

**中毒病名**：苯及其同系物中毒

**事故中毒人数**：4 人

**经过**：事故当日早晨 6 时 40 分，防水工甲准备消防蓄水池防水作业，在作业现场调配聚氨酯防水涂料，约 10 min 后自觉难受、头晕、恶心、呕吐、

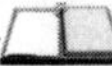

昏厥、大小便失禁。另3人下池救人也中毒。4人被送往医院急救，分别住院1～8 d后痊愈。

调查发现，工人调配的防水涂料中含有高浓度的苯、甲苯和苯乙烯等有机溶剂，在密闭空间中挥发后蓄积，现场测定苯、甲苯、苯乙烯浓度严重超标，导致工人吸入高浓度苯及其同系物而中毒。

**事故要点分析：**

（1）密闭空间的特点：储水池属于地上密闭空间。

（2）该储水池可能存在的职业危害：防水涂料释放大量有毒有害苯、甲苯、苯乙烯挥发物，蓄积后直接引起中毒；有毒有害气体导致氧气浓度下降，引起缺氧。

（3）未按照密闭空间管理程序进行管理，不良救援。

## 案例95：某基建工地地下室发生苯中毒事故

**时间：**2001年7月12日

**地点：**某基建工地地下室

**岗位或操作：**地下室防水作业

**毒物名称：**苯

**中毒病名：**苯中毒

**事故中毒人数：**3人中毒，其中1人死亡

**经过：**事故当日下午5时左右，2名防水工在未佩戴个人防护用品的情况下，进入地下室进行防水涂料作业，甲在地面守候。约7时，2名防水工晕倒在作业坑内，甲救人时也中毒。后经急救中心抢救，1名防水工不治身亡，另2人送医院治疗。

调查发现，防水涂料中含有苯及其同系物，在涂刷时挥发并蓄积在地下室封闭环境中，被作业工人吸入而导致中毒事故。

**事故要点分析：**

（1）密闭空间的特点：地下室属于地下密闭空间。

（2）该地下室可能存在的职业危害：防水涂料释放大量有毒有害的苯及其同系物的挥发物，蓄积后直接引起中毒；有毒有害气体导致氧气浓度下降，引起缺氧。

（3）未按照密闭空间管理程序进行管理，不良救援。

## 案例96：某浴池涂装作业发生急性苯中毒

**时间：**1999年2月2日

**地点：**某浴池

**岗位或操作：**浴池水罐涂装作业

**毒物名称：**苯

**中毒病名：**急性苯中毒

**事故中毒人数：**10 人

**经过：**事故当日下午 5 时，2 名民工在某浴池水罐中涂装氯磺化聚乙烯油漆，几分钟后昏迷，被发现后，8 名消防队员进罐抢救，也陆续出现头晕、头痛、恶心和四肢无力等中毒症状，被送往医院治疗，住院 2～11 d 后痊愈。

调查发现，工人涂装作业时，大量苯挥发，在密闭罐中蓄积，被没有佩戴防毒设备的作业工人和消防队员经呼吸道吸入导致中毒发生。

**事故要点分析：**

(1) 密闭空间的特点：水罐属于密闭设备。

(2) 该水罐中可能存在的职业危害：涂装的油漆释放大量有毒有害含苯气体，蓄积后直接引起中毒；有毒有害气体导致氧气浓度下降，引起缺氧。

(3) 未按照密闭空间管理程序进行管理，不良救援。

## 案例 97：某锅炉厂油漆发生苯中毒事故

**时间：**1989 年 3 月 1 日

**地点：**某锅炉厂

**岗位或操作：**车间油漆

**毒物名称：**苯及其同系物

**中毒病名：**急性苯及其同系物中毒

**事故中毒人数：**1 人

**经过：**事故当日上午 8 时 45 分，某锅炉厂包装车间甲等 4 名职工进入气包涂刷油漆。气包重 400 t、长 14.6 m、高 1.6 m。4 名职工分两组进行油漆，油漆的原料为经松香水稀释的沥青油漆。在气包内，甲脱下口罩与另 1 名职工交谈后随即又带上口罩，工作约 20 min 后，甲感觉不适，即从气包中爬出，出气包口时，从 1 m 高处摔倒，瞬间失去知觉，经医院抢救诊治，诊断为轻度急性苯中毒。经事后现场测试，松香水调好的沥青漆，苯、甲苯、二甲苯均大大超过国家卫生标准。

**事故要点分析：**

(1) 密闭空间的特点：气包属于密闭设备。

(2) 该气包可能存在的职业危害：涂刷的油漆释放大量有毒有害的苯、甲苯、二甲苯的挥发物，蓄积后直接引起中毒；有毒有害气体导致氧气浓度下降，引起缺氧。

(3) 未按照密闭空间管理程序进行管理。

## 案例 98：某船舶修理服务队货船油漆发生二甲苯中毒事故

**时间：**1998 年 8 月 1 日

**地点：**某有限公司承包涂刷工程

**岗位或操作：**货船大舱涂刷油漆

**毒物名称：**二甲苯

**中毒病名：**急性二甲苯中毒

**事故中毒人数：**2 人

**经过：**某船舶修理服务队受某船厂的一家涂料分公司委托，前来某船务工程有限公司承包某国 7.3 万吨散装货船的油漆工作。7 月 28 日开始上船，7 月 31 日上午 8 时，该队喷漆工甲等 9 人开始做准备工作，晚上 10 时多，开始对船的大舱进行喷漆。该舱内面积三千多平方米，深 18 m。根据工艺要求由上而下喷，至 8 月 1 日凌晨 1 时，甲自感头昏头痛，从脚手架上昏倒在舱底沙堆上。此时，同队工友乙等人下舱底救人，也感头昏头痛。最后用吊车将甲吊至船坞，送医院抢救。甲等 2 人被诊断为急性二甲苯中毒，住院治疗。

经卫生监督部门现场调查，大舱所用油漆均由外轮船主指定，施工工人对其毒性和成分不了解。该轮船大舱使用的是某公司生产的漂白焦油环氧漆和环氧漆硬化剂，临用前按一桶环氧漆和一桶硬化剂搅拌调和后即喷于舱面；大舱深 8 m，自然通风很差。4 支喷枪同时作业，舱底毒物浓度随作业时间延长越来越高；现场作业时条件十分艰苦，没有机械通风设施，工人没有使用送风头盔，只有 1 人戴纱布口罩。经检测，空气中二甲苯浓度严重超标。

**事故要点分析：**

(1) 密闭空间的特点：船舱属于密闭设备。

(2) 该船舱可能存在的职业危害：涂刷的油漆释放大量有毒有害含二甲苯的气体，蓄积后直接导致中毒；有毒有害气体导致氧气浓度下降，引起缺氧。

(3) 未按照密闭空间管理程序进行管理，不良救援。

## 案例 99：某涂料厂井下涂刷防腐涂料发生二甲苯中毒事故

**时间：**1997 年 10 月 9 日

**地点：**某涂料厂

**岗位或操作：**井下涂刷防腐涂料

**毒物名称：**二甲苯

**中毒病名：**二甲苯中毒

**事故中毒人数：**6 人

**经过：**事故当日下午5时许，某涂料厂的4名工人，在一沉井下涂刷防腐涂料，其中工人甲在上面巡视，乙、丙和丁在井下作业。5时30分，甲在上面呼叫3名工人的名字，发现3人反应迟钝，站立不动，甲即下井，叫他们爬上来，但3人已不能动弹。甲即到附近处呼救。附近工人赶到沉井处，由甲下井把人捆住，用绳子拉出井外。拉了2人后，甲也感到昏昏沉沉，上来告诉附近的工人还有1名工人留在井下。附近的工人戊、己、庚马上下井寻找，在一直径约1.2 m的管中发现了最后1名躺在里面的涂料厂工人，将这名工人拉上后，戊、己也昏倒了。

调查发现，事故沉井深约14 m、底面积70 $m^2$，分割成约35 $m^2$、18 $m^2$、18 $m^2$ 三部分，底部相通，事故主要集中在西北角18 $m^2$ 的区域内。沉井内壁粉刷了红色涂料，现场留有涂料空桶，上面表明"聚丙烯涂料"，据甲讲涂料中含有苯、二甲苯等有害物质。对沉井底部采用快速检气管测得二甲苯浓度严重超标、苯微量、甲苯未检出。

**事故要点分析：**

(1) 密闭空间的特点：沉井属于地下密闭空间。

(2) 该沉井可能存在的职业危害：涂刷的防腐涂料释放大量有毒有害的含二甲苯的气体，蓄积后直接引起中毒；有毒有害气体导致氧气浓度下降，引起缺氧。

(3) 未按照密闭空间管理程序进行管理，不良救援。

## 案例100：某化学防腐保温厂承包涂防腐油漆工程发生甲苯中毒事故

**时间：**1989年2月1日

**地点：**某味精厂

**岗位或操作：**发酵罐内涂防腐油漆

**毒物名称：**二甲苯

**中毒病名：**急性二甲苯中毒

**事故中毒人数：**4人

**经过：**某味精厂为完成"9.20"改造工程，由某化学防腐保温厂承包372 $m^2$ 发酵罐的检修与涂防腐油漆工程。事故当日下午5时30分，该化学防腐保温厂4名工人开始对四个发酵罐（每罐体积为60 $m^3$，直径3 m、高9 m，罐顶面有1个直径90 cm的出入孔），用20 kg呋喃环氧树脂及2 kg工业二甲苯作为稀释剂进行罐内壁涂防腐油漆，当工作至当日下午7时20分左右在涂刷第四个发酵罐时，在罐内进行施工的2名员工发生昏迷，从6m处施工板上摔到罐底，另 2 名员工发现后即下罐抢救，但也支撑不住而昏倒，经消防队员佩戴防毒面具救至医院诊治，4 名工人诊断为急性二甲苯中毒，但无生命危险。现场测试，发酵罐内二甲苯平均浓度超标。

**事故要点分析：**

(1) 密闭空间的特点：发酵罐属于密闭设备。

(2) 该发酵罐可能存在的职业危害：涂刷的防腐涂料释放大量有毒有害含二甲苯的气体，直接引起中毒；有毒有害气体导致氧气浓度下降，引起缺氧。

(3) 未按照密闭空间管理程序进行管理，不良救援。

## 案例 101：某船舶厂船舱涂刷油漆发生二甲苯中毒事故

**时间：** 1989 年 4 月 11 日

**地点：** 某船舱

**岗位或操作：** 船舱涂刷油漆

**毒物名称：** 二甲苯

**中毒病名：** 急性二甲苯中毒

**事故中毒人数：** 5 人

**经过：** 事故当日下午 1 时左右，某船舶厂 7 名外包工在某外籍货轮上做油漆作业，油漆原料为 TOP－11 漆酚清漆（含二甲苯）。7 名职工有 5 名下淡水舱油漆，该舱位体积 22 $m^3$，油漆面积约 132 $m^3$，淡水舱共 5 格，每格油漆面积约 26 $m^2$，每名职工负责一格油漆。淡水舱两头各有一扇刀门，作业时只开一扇刀门，同时作业场所也未配送风和抽风设备，5 名下舱作业工人只有 1 人佩戴防毒口罩。油漆作业进行到 5～6 min 时，开始有人感到不适、头晕、乏力，眼结膜有刺激感。下午 1 时 30 分左右，有 3 名下舱作业工人（其中 1 人为佩戴防毒口罩者）感到呼吸不畅，难以支持工作而出舱，约几分钟后 3 名出舱工人未见另外 2 名出来而进舱察看和呼唤，发现 2 人已昏迷于舱格内，经医院抢救，诊断为急性轻度二甲苯中毒。距中毒事故发生 5 h 后，对作业现场测试，空气中二甲苯浓度为 5.2～49.2 $mg/m^3$。

**事故要点分析：**

(1) 密闭空间的特点：船舱属于密闭设备。

(2) 该船舱可能存在的职业危害：涂刷的油漆释放有毒有害的含二甲苯的气体，蓄积后可直接引起中毒；有毒有害气体导致氧气浓度下降，引起缺氧。

(3) 未按照密闭空间管理程序进行管理，不良救援。

## 案例102：某化工总厂环氧树脂厂职工进釜导致苯中毒死亡

**时间：** 1999年8月1日

**地点：** 某化工总厂环氧树脂分厂

**岗位或操作：** 向反应釜中倒料

**毒物名称：** 苯

**中毒病名：** 急性苯中毒

**事故中毒人数：** 1人死亡

**经过：** 事故当日上午11时40分，操作工甲（男，23岁，工龄2.5年）接受将不合格树脂返锅倒料任务，打开分水釜的人孔（300 mm×400 mm），在倒第一桶树脂时，不小心将桶滑落到釜内，于是向副工段长乙汇报。乙指示可以找钩子将桶钩上来，但人不能下去，但11时50分，乙发现甲已私自进到釜内，趴在釜内搅拌器叶片上。到12时8分被救出，送医院抢救无效死亡。

调查发现，反应釜内刚处理完一批物料，温度高达60～70 ℃，苯蒸气浓度高，甲违规进入釜内，吸入高浓度苯蒸气，是中毒事故发生的直接原因。反应釜未冷却，却打开人孔加料，事故现场负责人指示可以用钩将桶从人孔钩出，都是违反安全操作规则的行为和思想，是导致中毒事故发生的间接原因。

**事故要点分析：**

(1) 密闭空间的特点：反应釜属于密闭设备。

(2) 该反应釜可能存在的职业危害：反应釜中存在大量有毒物质苯，在高温下挥发出大量有毒有害气体，直接导致中毒发生。

(3) 未按照密闭空间管理程序进行管理。

## 案例103：某化工公司地下储存室发生苯中毒死亡事故

**时间：** 1997年9月21日

**地点：** 某化工有限公司地下储存室

**岗位或操作：** 修理阀门

**毒物名称：** 苯

**中毒病名：** 急性苯中毒

**事故中毒人数：** 2人死亡

**经过：** 2名工人到地下室溶剂储存室修理阀门时，发生溶剂泄漏，2人中毒死亡。

调查发现，修理有毒溶剂储存容器阀门时工人未穿戴防护服和个人防护

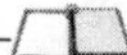

用品，意外泄漏而沾污大量含苯有毒溶剂，经皮肤吸收和呼吸道吸入苯导致急性苯中毒。

**事故要点分析：**

(1) 密闭空间的特点：地下储存室属于地下密闭空间。

(2) 该储存室可能存在的职业危害：有毒溶剂苯泄漏，经呼吸道和皮肤吸收；有毒溶剂挥发出有毒气体，蓄积后吸入中毒。

(3) 未按照密闭空间管理程序进行管理。

## 案例104：某航运公司某油轮船舱发生汽油中毒

**时间：**2001年5月4日

**地点：**某航运公司某油轮船舱

**岗位或操作：**清理船舱残油

**毒物名称：**汽油

**中毒病名：**汽油中毒伴缺氧

**事故中毒人数：**3人中毒，其中1人死亡

**经过：**事故当日下午4时30分，外来清舱员甲对油轮进行残油清舱，在佩戴防毒面罩的情况下下舱作业。在清第三舱时船主乙的妻子丙发现甲行动呆滞，即叫乙察看。乙在未戴防毒面具的情况下下舱，未到舱底即感头晕心慌，随后丙也未戴防毒面具下舱，不料将乙一脚踩倒在舱底，自己也昏倒在舱底。3人后被消防人员救出送医院抢救，丙不治身亡，甲和乙经治疗后康复。

调查发现，清舱员甲虽然佩戴防毒面具，但也发生中毒，由于船舱缺氧，加上佩戴时间较长，过滤无效，吸入汽油蒸气而中毒。乙和丙未戴防毒面具，直接吸入汽油蒸气和（或）缺氧，也中毒。

**事故要点分析：**

(1) 密闭空间的特点：船舱属于密闭设备。

(2) 该船舱可能存在的职业危害：残留汽油挥发后产生有毒有害含汽油蒸气的气体，直接引起中毒；有毒有害气体导致氧气浓度下降，引起缺氧。

(3) 未按照密闭空间管理程序进行管理，不良救援。

## 案例105：某氧化铁红厂清洗柴油罐中毒

**时间：**1998年6月18日

**地点：**某氧化铁红厂

**岗位或操作：**清洗柴油罐

**毒物名称：**柴油

**中毒病名：**柴油中毒

**事故中毒人数：**3 人死亡

**经过：**事故当晚 16～18 时，4 名临时工清理直径 15 m、高 30 m 的柴油罐，当用油泵抽不着剩余的油时，4 人轮流进罐用铁桶清理罐内油渣，每人每次工作 3～5 min。工作结束后 2 h，3 人出现中毒症状，送医院治疗后，第三天死亡 1 人，第五天另 2 人死亡。

**事故要点分析：**

(1) 密闭空间的特点：柴油罐属于密闭设备。

(2) 该柴油罐可能存在的职业危害：罐内残留有毒有害气体；有毒有害气体导致氧气浓度下降，引起缺氧；清理油渣时释放出有毒有害气体。

(3) 未按照密闭空间管理程序进行管理。

## 案例 106：新疆某油库油罐清洁发生汽油中毒

**时间：**2003 年 1 月 13 日

**地点：**某油库

**岗位或操作：**清洁汽油罐

**毒物名称：**汽油

**中毒病名：**汽油中毒

**事故中毒人数：**9 人

**经过：**事故当日下午 4 时许，清洁公司派 3 名民工来油库清洁汽油罐，先对油罐送风约 2 h，然后进罐清洁。7 点后 3 人先后感觉不适，全身无力，直到意识障碍。罐口其他人员发现后，因缺乏抢救手段，即呼叫 120 和 119。急救人员赶到后，6 名消防队员先后下罐救人，因只有 1 套供氧防护服，只能 1 人穿，大家轮流吸氧，结果 6 名消防队员也先后出现中毒症状，连同 3 名民工被送往医院抢救。

调查发现，3 名民工在清洁油罐前只简单向罐内送风，未检测罐内空气，未戴防毒面具，也未系上急救绳索等急救用品即进入罐内，在罐内长时间操作。罐内残留物在被清洁过程中，散发大量汽油残留有机溶剂，蓄积在密闭空间，被罐内操作人员吸入，导致中毒。消防队提供防护服严重不足，不得已违反操作规程入罐救人，导致中毒人数增加。

**事故要点分析：**

(1) 密闭空间的特点：汽油罐属于密闭设备。

(2) 该汽油罐可能存在的职业危害：有毒有害气体残留；清理油罐残留物时，散发大量汽油残留有机溶剂，挥发出有毒有害物质，蓄积后引起中毒；有毒有害气体导致氧气浓度下降，引起缺氧。

(3) 未按照密闭空间管理程序进行管理，不良救援。

## 案例 107：某加油站清洗油罐发生汽油中毒死亡事故

**时间：** 1997 年 7 月 14 日

**地点：** 某加油站

**岗位或操作：** 清洗汽油罐

**毒物名称：** 汽油

**中毒病名：** 汽油中毒并缺氧窒息

**事故中毒人数：** 2 人中毒，其中 1 人死亡

**经过：** 事故当日，加油站拟将空柴油罐（10 $m^3$）清洗后做汽油储罐。上午 10 时，加油工甲先下罐半小时，清除柴油 150 kg，然后用汽油泵导入汽油（70＃）80 L 搅动 2～3 min，身感不适后出罐，由加油工乙替换下罐。乙下罐后搅动汽油清洗罐壁约十余分钟，突然昏倒。另 3 人下罐未能当即将乙救出。80 min 后乙被拖至罐外时已经死亡。

**事故要点分析：**

(1) 密闭空间的特点：汽油罐属于密闭设备。

(2) 该汽油罐可能存在的职业危害：有毒有害气体残留；用有机溶剂清理油罐壁时，挥发大量汽油蒸气，蓄积后引起中毒；有毒有害气体导致氧气浓度下降，引起缺氧窒息死亡。

(3) 未按照密闭空间管理程序进行管理，不良救援。

## 案例 108：某加油站维修油罐发生汽油中毒事故

**时间：** 1989 年 8 月 28 日

**地点：** 某加油站油罐

**岗位或操作：** 维修油罐

**毒物名称：** 汽油

**中毒病名：** 汽油中毒

**事故中毒人数：** 4 人

**经过：** 事故当日上午 8 时许，维修工甲开始准备维修因渗漏而停用近 8 个月的油罐，将油罐人孔打开后，用桶将罐内水排出，并用鼓风机往油罐内送风，9 时左右下罐维修，约 10 min 发生昏厥。同时，在人孔处的维修工乙也发生精神错乱，另外 2 名工人下去救人也发生中毒。经过抢救全部脱险。

调查发现，用桶排除汽油和水，不能排尽，用鼓风机送风，也不能消除积水中的汽油，油罐内蓄积了高浓度的汽油，导致进入者发生中毒和缺氧。

**事故要点分析：**

(1) 密闭空间的特点：油罐属于密闭设备。

(2) 该油罐可能存在的职业危害：有毒有害气体残留，蓄积后引起中毒；有毒有害气体导致氧气浓度下降，引起缺氧。

(3) 未按照密闭空间管理程序进行管理，不良救援。

## 案例 109：某公安局交警大队发生急性汽油中毒死亡

**时间：**1992 年 6 月 30 日

**地点：**某公安局交警大队

**岗位或操作：**查看地下室汽油罐

**毒物名称：**汽油

**中毒病名：**急性汽油中毒

**事故中毒人数：**2 人死亡

**经过：**事故当日中午 12 时，因油罐放油阀未关，汽油泄漏到地下室，甲（男，22 岁）和乙（男，23 岁）听到漏油声，去地下室查看，当场中毒死亡。

**事故要点分析：**

(1) 密闭空间的特点：地下室属于地下密闭空间。

(2) 该地下室可能存在的职业危害：汽油泄漏后，其挥发物蓄积直接引起中毒；有毒有害气体蓄积导致氧气浓度下降，引起缺氧窒息。

(3) 未按照密闭空间管理程序进行管理。

## 案例 110：某开发公司三废处理池清污发生三氟三氯乙烷中毒

**时间：**1998 年 9 月 2 日

**地点：**某开发公司原黄酸膜车间旁一级“三废”处理池

**岗位或操作：**清理处理池中淤泥

**毒物名称：**三氟三氯乙烷

**中毒病名：**三氟三氯乙烷中毒

**事故中毒人数：**2 人中毒，其中 1 人死亡

**经过：**事故当日上午 10 时左右，8 名工人佩戴防毒面具相继下池清除原黄膜车间一级“三废”处理池内的淤泥。至下午 2 时 30 分左右，甲和乙又相继下池清污时，甲出现中毒症状，马上爬出池外，乙则倒在池内。在场工人将乙抢救上来后，公司医务人员对乙实施人工呼吸、给氧等措施后，送医院抢救。入院时间当日下午 3 时许，乙入院时已经死亡。甲经治疗后无异常体征。

调查发现，事故地原车间生产某军工产品时曾大量使用三氟三氯乙烷

溶剂。距事故发生时间约 4 h 后的现场检测，池口三氟三氯乙烷浓度 17 456 mg/m³，距事故发生时间约 8 h 后的现场检测，距池底液面上 1 m 处三氟三氯乙烷浓度 4 975 mg/m³，氧含量 14%，距池底液面上 10 cm 处三氟三氯乙烷浓度 26 435 mg/m³，氧含量 15%。

**事故要点分析：**

(1) 密闭空间的特点："三废"处理池属于地上密闭空间。

(2) 该"三废"处理池可能存在的职业危害：有毒有害三氟三氯乙烷残留；清理处理池残留物时，残留物挥发出大量有毒有害含三氟三氯乙烷气体，蓄积后引起中毒；有毒有害气体导致氧气浓度下降，引起缺氧窒息。

(3) 未按照密闭空间管理程序进行管理。

## 案例 111：某厂清理储槽沉淀导致环氧乙烷中毒

**时间：** 1997 年 7 月 27 日

**地点：** 某厂

**岗位或操作：** 清理储存槽

**毒物名称：** 环氧乙烷

**中毒病名：** 环氧乙烷中毒

**事故中毒人数：** 4 人中毒，其中 1 人死亡

**经过：** 事故发生前，该厂环氧乙烷储槽液位计堵塞，决定清除槽内底部残渣。事故发生前一天，先将槽内环氧乙烷释放，再用氮气对槽内残余环氧乙烷置换并灌水浸泡一夜。事故发生当日将槽内水放掉，中午 12 时 30 分派操作工下槽清除残渣，规定每人 5 min。副厂长甲先入槽，挖出三桶沉淀物后无任何不适，随后乙等 4 名操作工先后下槽，其中乙在槽内时间较长，约 10 min，出槽后，乙即出现恶心、呕吐和脸颊发红等中毒症状，半小时后，其他 3 人也出现中毒症状。乙等 4 名操作工于下午 3 时被送往市化工职防所抢救，乙经抢救无效，于 19 时 30 分死亡，甲经检查无任何不适出院，其余 3 人住院治疗。

调查发现，该厂储槽长约 4 m，高约 2 m，槽口直径 0.5 m，为卧式圆柱状密闭空间。操作人员未采取有效防范措施也未戴个人防护用品。

**事故要点分析：**

(1) 密闭空间的特点：储存槽属于地上密闭空间。

(2) 该储存槽可能存在的职业危害：有毒有害物质环氧乙烷残留；清理底部残渣时，释放出大量环氧乙烷，引起中毒；有毒有害气体导致氧气浓度下降，引起缺氧窒息。

(3) 未按照密闭空间管理程序进行管理。

## 案例112：某厂清洗球罐发生四氯化碳中毒

**时间：** 1984年11月5日

**地点：** 某厂

**岗位或操作：** 用四氯化碳清洗球罐

**毒物名称：** 四氯化碳

**中毒病名：** 急性四氯化碳中毒

**事故中毒人数：** 1人

**经过：** 某厂有一储备用的氧气球罐，气源由化工厂提供。工艺上为防止氧气爆炸，按技术管理规程每隔7～8年需用四氯化碳对氧气球罐清洗一次。事故当日该厂雇佣某起重队的外包工7人对球罐进行清洗，球罐仅开有1个小的进出口孔，操作工人在密闭环境内作业。当日中午12时30分工人甲（男，30岁）入罐开始清洗作业，至下午2时50分甲第三次入罐作业时顿感不适、头昏、手脚麻木，在向罐口爬出时即神志不清，现场人员迅即将其送厂保健站并转送区中心医院抢救，诊断为急性四氯化碳中毒，住院13 d痊愈出院。

调查发现，用人单位现场为基本密闭作业环境，通风条件极差，化学毒物几乎无法通过自然通风排除，同时作业工人又无配备合适的呼吸保护器、救生索和防护服，现场也无安排人员在外观察和监护，清洗液又选用高浓度对人体毒性很大的四氯化碳，发生中毒。

**事故要点分析：**

（1）密闭空间的特点：球罐属于密闭设备。

（2）该球罐可能存在的职业危害：清洗剂释放的四氯化碳直接引起中毒。

（3）未按照密闭空间管理程序进行管理。

## 案例113：某机场清洗铁桶发生二氯甲烷等混合气体中毒事故

**时间：** 1986年5月22日

**地点：** 某机场

**岗位或操作：** 清洗铁桶

**毒物名称：** 二氯甲烷等

**中毒病名：** 急性二氯甲烷等混合气体中毒

**事故中毒人数：** 5人

**经过：** 事故当日上午，某机场安排几名民工清理存放FA型退漆剂的圆铁桶，铁桶直径3 m、深4 m，仅有1个直径为0.6 m左右的出入圆孔。几名民工轮换进桶清洗，每人1次作业时间约15 min。作业时应佩戴防毒面罩，但是有的民工进桶操作时并未完全按照要求进行作业，有时戴防毒面罩，有时不戴。民工甲第一次进桶作业时就未戴防毒面罩，吸入了一定量的有毒气体，因此，在第二次进桶作业时即昏倒在桶内。在桶外等候的乙见状忙跳入桶内想将昏倒的甲救出，不料一进桶就昏了过去。此后又有 3 位民工先后跳入桶内救人，也相继昏倒桶内。事故发生后，机场方面立即组织人员进行抢救，半小时内昏迷的 5 名民工先后被救出，并送往机场医务室和有关医院进行抢救。经检查，5 名病人均有不同程度的皮肤灼伤、咽喉充血，部分病人出现双瞳光敏差、膝反射亢进、双手指关节以下痛触觉消失等症状。FA 型退漆剂的主要成份为二氯甲烷、甲醇、苯、甲酸。专科医院医生根据临床症状和职业史，诊断为急性二氯甲烷等混合气体中毒。

**事故要点分析：**

(1) 密闭空间的特点：铁桶属于密闭设备。

(2) 该铁桶可能存在的职业危害：有毒有害物质 FA 型退漆剂残留，挥发后产生含有二氯甲烷、甲醇、苯、甲酸的有毒气体；清理残留物时，残留物更易逸出大量含有二氯甲烷、甲醇、苯、甲酸的有毒有害气体，蓄积后引起中毒。

(3) 未按照密闭空间管理程序进行管理，不良救援。

# 23 金属与类金属中毒

## 案例 114：某矿业公司尾矿沉淀池清挖矿渣发生砷及其化合物中毒

**时间：** 1998 年 12 月 4 日

**地点：** 某矿业公司

**岗位或操作：** 尾矿沉淀池清挖矿渣

**毒物名称：** 砷及其化合物

**中毒病名：** 急性砷中毒

**事故中毒人数：** 179 人中毒，其中 2 人死亡

**经过：** 事故当月，某矿业公司派工到某停产砒霜厂的尾矿沉淀池清挖矿渣，不分昼夜工作，从 3 日开始至 9 日凌晨 4 时完工。从 4 日起，少数人员出现恶心、呕吐症状，9 日后，179 名工作人员相继出现胸闷、呼吸困难，双下肢乏力、麻木、浮肿、恶心、呕吐、腹胀、腹痛等症状，病情轻重不等，经过二巯基丙醇特效解毒药短程治疗，除两名患者于 12 月 26 日和次年元月 1 日因病情恶化，抢救无效死亡，其余患者痊愈。

调查发现，参加清挖矿渣的人员裸露下肢工作，矿渣为稀泥状，含有砷及其化合物，粘附在下肢不易清洗，砷及其化合物经呼吸道和皮肤吸收进入体内，导致中毒。当地县卫生防疫站对沉淀池内矿渣检测，砷 0.041 7%，氧化砷 0.055%，池内积水含砷 0.097 mg/L，含氧化砷 0.12 mg/L。

**事故要点分析：**

(1) 密闭空间的特点：沉淀池属于地下密闭空间。

(2) 该沉淀池可能存在的职业危害：含有砷、氧化砷的矿渣残留，经呼吸道和皮肤吸收后引起中毒。

(3) 未按照密闭空间管理程序进行管理。

## 案例 115：某船厂焊割旧船钢板防锈漆发生急性铅中毒

**时间：** 2001 年 4 月 19 日

**地点：** 某船厂

**岗位或操作：** 旧船底夹层舱切割

**毒物名称：** 铅烟、铅尘

**中毒病名：**急性铅中毒

**事故中毒人数：**10 人

**经过：**焊割车间于 3 月 8 日承接 800 t 旧货船夹层解体任务，共组织 10 名切割工人进行切割解体施工。为了能保持部分材料的使用价值，施工人员需下到若干个仅 80 cm 高，55 cm 宽和 30 cm 长的夹层舱进行切割作业。当工程进展到第 8 天时，有人开始出现胸闷、恶心、呕吐、背心胀等症状，随后几天，出现上述症状的人陆续增加，特别是腹痛难忍，到多家医院就诊，对症治疗无效，遂于 4 月 19 日到 23 日陆续到职业病防治所就诊，经过询问病史、职业史、尿样检查和现场采样调查，证实为铅烟和铅尘所致的中毒事故。

调查发现，旧船钢板涂有一层较厚的防锈漆，在高温氧切割时产生大量烟尘，主要为铅烟和铅尘（现场采样测量空气中铅烟浓度 0.382～0.584 $mg/m^3$，铅尘 9.44～16.33 $mg/m^3$）以及氧化氮和一氧化碳，而气割施工的夹层舱空间狭小，无通风排毒设备，施工人员也无任何个人防护用品，导致工人经呼吸道吸入焊接铅烟尘而中毒。

**事故要点分析：**

(1) 密闭空间的特点：夹层舱属于密闭设备。

(2) 该夹层舱可能存在的职业危害：旧船钢板涂的防锈漆在高温氧切割时产生大量有害烟尘以及有毒有害气体氧化氮和一氧化碳；有毒有害气体的产生导致氧气的浓度下降，造成缺氧。

(3) 未按照密闭空间管理程序进行管理。

## 案例 116：某机械修理厂钢梁腹腔内切割钢梁发生金属烟热

**时间：**1993 年 9 月 6 日

**地点：**某机械修理厂

**岗位或操作：**切割钢梁

**毒物名称：**锌、锰等金属混合烟尘

**中毒病名：**急性金属烟热

**事故中毒人数：**15 人

**经过：**事故当日下午 2 时，工人 1 h 轮换，在长约 60 m 的钢梁腹腔内进行隔板气割拉园工序，拉园时须将钢板上的防锈漆烤化、划线，然后切割。由于工程紧，不同工种作业同时进行，钢梁上部风镐打眼，钢梁两端有电焊支架，钢梁腹腔内切割，里面温度达 38 ℃～40 ℃，通风排毒设施效果不良，15 名作业人员未佩戴个人防护用品，吸入大量有毒混合烟尘导致金属烟热。

**事故要点分析：**

(1) 密闭空间的特点：钢梁腹腔属于地上密闭空间。

(2) 该钢梁腹腔内可能存在的职业危害：钢板上的防锈漆在高温下产生大量有害金属烟尘以及有毒有害气体；有毒有害气体的产生导致氧气的浓度下降，造成缺氧。

(3) 未按照密闭空间管理程序进行管理。

## 案例 117：某黄磷厂清理冶炼炉发生磷化氢中毒事故

**时间：** 1999 年 5 月 3 日

**地点：** 某黄磷厂

**岗位或操作：** 清理冶炼炉

**毒物名称：** 黄磷

**中毒病名：** 急性磷化氢中毒

**事故中毒人数：** 6 人中毒，其中 1 人死亡

**经过：** 某黄磷厂三号炉在 4 月 27 日检修完毕验收时发现炉底存集大量磷铁，决定全面清除废渣。5 月 3 日～4 日上午 9 时～11 时 30 分，精制班 6 人轮流下槽，工作方式采取 3 人在内清理渣泥，槽上工人用桶提出槽内清理的渣泥运走。5 日上午上班时，工人甲自诉全身不舒服，要求送其上医院治疗，经医院检查诊断为肺炎，后病情恶化，经抢救无效于 5 月 9 日上午 11 时死亡。期间，另外 5 名工人也相继出现中毒症状，经省职业病院全力抢救和治疗后好转和治愈。

调查发现，清理三号炉磷槽池时，虽然打开喷淋塔顶部所有喷淋孔及人孔以便通风，并在电极孔上安装一台鼓风机向炉内及磷槽池内送风，但是鼓风机离工人操作的磷池较远，而且所有孔道打开后分流风力，实际进入磷槽池的风量有限。清理时，为了防止残留黄磷灼伤工人和黄磷自燃，放水将池内渣泥覆盖，酸性的磷渣遇水产生大量磷化氢气体，聚集在容积仅 24.6 $m^3$ 的密闭空间，加上工人未戴防毒面具吸入有毒气体，同时 3 名工人在其中强体力劳动，缺氧明显。

**事故要点分析：**

(1) 密闭空间的特点：冶炼炉属于密闭设备。

(2) 该冶炼炉内可能存在的职业危害：清理残留物时，为防止残留物灼伤工人和自燃，放水将池内渣泥覆盖，产生大量有毒有害气体；有毒有害气体的产生导致氧气的浓度下降，工人在强体力劳动下造成缺氧。

(3) 未按照密闭空间管理程序进行管理。

# 24　高分子化合物生产中的毒物中毒

## 案例 118：某化工厂聚氯乙烯车间清釜发生中毒死亡

**时间：** 2000 年 9 月 15 日

**地点：** 某化工厂

**岗位或操作：** 聚合釜清釜

**毒物名称：** 氯乙烯

**中毒病名：** 急性氯乙烯中毒

**事故中毒人数：** 1 人死亡

**经过：** 该厂 PVC 车间共 8 台聚合釜，由于生产工艺的原因，要不定期清理釜内物料粘结和堵塞，成立了清釜班。事故当日 3＃釜因出料有堵塞现象，停运待清，当班操作工在釜外用水和氮气进行了处理，料浆已处理完毕，但仍有块状物料沉积釜底需要清釜。中午 12 时 20 分，负责 3＃釜的清釜工甲准备清釜，告诉当班控制室的操作工不要出料，即将清釜。十多分钟后，操作工乙看见 3＃釜人孔处有氯乙烯气体外逸，急忙赶到人孔处喊甲，但无动静。乙急忙报警，并会同其他人员对现场检查，发现 3＃釜下出料阀和通往沉析槽的直管阀未关，乙急忙关闭，切断了氯乙烯进入。当营救人员将甲救出时已死亡。

调查发现，作业工人违反安全作业规定，入釜时没有对釜内空气进行分析，没有关闭聚合釜出料底阀和通往沉析槽的直管阀，以致氯乙烯气体进入釜内，没有办理入釜作业许可证，没有监护，没有系安全带，导致中毒事故的发生。

**事故要点分析：**

（1）密闭空间的特点：聚合釜属于密闭设备。

（2）该聚合釜内可能存在的职业危害：聚合釜出料底阀和通往沉析槽的直管阀未关，导致大量有毒有害气体氯乙烯逸出，直接导致中毒死亡。

（3）未按照密闭空间管理程序进行管理。

# 附录 A

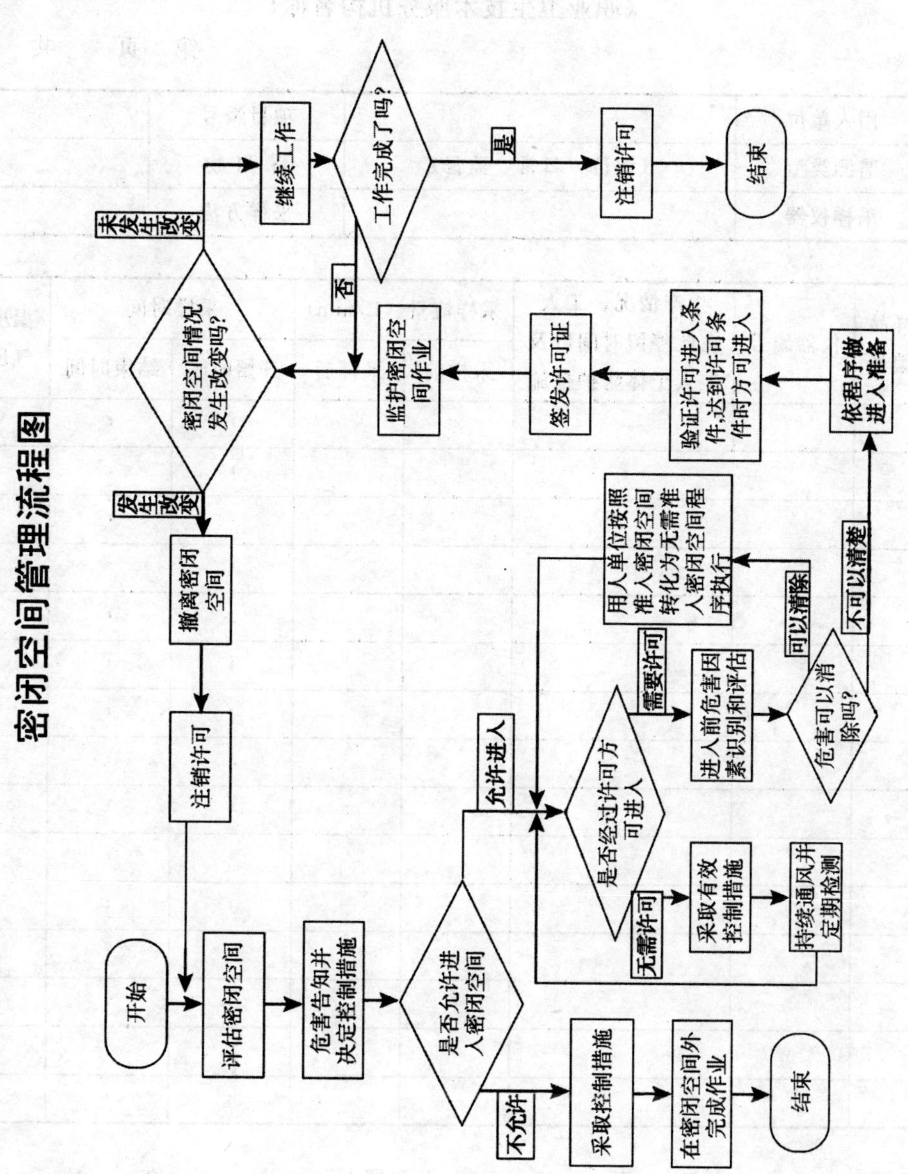

密闭空间管理流程图
开始
评估密闭空间
危害告知并决定控制措施
是否允许进入密闭空间
不允许
采取控制措施
在密闭空间外完成作业
结束
允许进入
是否经过许可方可进入
无需许可
采取有效控制措施
持续通风并定期检测
需要许可
进入前危害因素识别和评估
危害可以消除吗?
可以消除
用人单位按照准入密闭空间转化为无需准入密闭空间程序执行
不可以消除
依程序做进入准备
验证许可进入条件,达到许可条件时方可进入
签发许可证
监护密闭空间作业
密闭空间情况发生改变吗?
发生改变
撤离密闭空间
注销许可
未发生改变
继续工作
工作完成了吗?
否
是
注销许可
结束

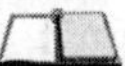

# 附录 B 工作场所空气中有害物质定点采样记录表

（职业卫生技术服务机构名称）

第　页　　共　页

| 用人单位 | | 项目编号 | |
|---|---|---|---|
| 监测类型 | （评价　日常　监督） | 待测物 | |
| 采样仪器 | | 采样方法 | |

| 样品编号 | 仪器编号 | 生产情况、工人在此停留时间以及工人个体防护措施 | 采样流量（L/min） | | 采样时间 | | 温度气压 |
|---|---|---|---|---|---|---|---|
| | | | 采样前 | 采样后 | 开始时间 | 结束时间 | |
| | | | | | : | : | |
| | | | | | : | : | |
| | | | | | : | : | |
| | | | | | : | : | |
| | | | | | : | : | |
| | | | | | : | : | |
| | | | | | : | : | |
| | | | | | : | : | |
| | | | | | : | : | |
| | | | | | : | : | |
| | | | | | : | : | |
| | | | | | : | : | |
| | | | | | : | : | |
| | | | | | : | : | |
| | | | | | : | : | |

采样人：　　　　年　月　日　　　　陪同人：　　　　年　月　日

# 附录C 工作场所空气中有害物质个体采样记录表

（职业卫生技术服务机构名称）

第 页 共 页

| 用人单位 | | 项目编号 | |
|---|---|---|---|
| 监测类型 | （评价 日常 监督） | 待测物 | |
| 采样仪器 | | 采样方法 | |

| 样品编号 | 仪器编号 | 采样对象 | 生产情况以及工人个体防护措施 | 采样流量（L/min） | | 采样时间 | | 温度气压 |
|---|---|---|---|---|---|---|---|---|
| | | | | 采样前 | 采样后 | 开始时间 | 结束时间 | |
| | | | | | | : | : | |
| | | | | | | : | : | |
| | | | | | | : | : | |
| | | | | | | : | : | |
| | | | | | | : | : | |
| | | | | | | : | : | |
| | | | | | | : | : | |
| | | | | | | : | : | |
| | | | | | | : | : | |
| | | | | | | : | : | |
| | | | | | | : | : | |
| | | | | | | : | : | |
| | | | | | | : | : | |
| | | | | | | : | : | |
| | | | | | | : | : | |

采样人： 年 月 日 陪同人： 年 月 日

# 附录 D IDLH 浓度

表 D. 所列 IDLH 浓度引自美国国家职业安全卫生研究所（NIOSH）的《立即威胁生命或健康的浓度（$IDLH_S$）文本》［Documentation for Immediately Dangerous to Life or Health Considerations（$IDLH_S$）］（NTIS 出版号：PB－94－195047）。

**表 D. IDLH 浓度**

| 序号 | 污染物中文名称 | 污染物英文名称 | 1mg/m³ 换算 mg/m³ 系数[a]（20℃） | IDLH 浓度 | | IDLH 浓度（修订） | |
|---|---|---|---|---|---|---|---|
| | | | | mg/m³[b] | mg/m³[c] | mg/m³[d] | mg/m³[e] |
| 1 | 乙醛 | acetaldehyde，acetic aldehyde | 1.83 | 10 000 | 18 000 | 2 000 | 3 660 |
| 2 | 乙酸，醋酸 | acetic acid | 2.50 | 1 000 | 2 500 | 50 | 125 |
| 3 | 乙酸酐，醋酸酐 | acetic anhydride | 4.24 | 1 000 | 4 200 | 200 | 840 |
| 4 | 丙酮，阿西通 | acetone | 2.42 | 20 000 | 48 000 | 2 500［爆炸下限］ | 6 050［爆炸下限］ |
| 5 | 乙腈，甲基氰 | acetonitrile，methyl cyanide | 1.71 | 4 000 | 6 800 | 500 | 850 |
| 6 | 四溴乙烷 | acetylene tetrabromide，tetrabromoethane | 14.37 | 10 | 140 | 8 | 115 |
| 7 | 丙烯醛 | acrolein，allyl aldehyde | 2.33 | 5 | 10 | 2 | 5 |
| 8 | 丙烯酰胺 | acrylamide | — | — | 未知 | — | 60 |
| 9 | 丙烯腈，乙烯基腈 | acrylonitrile，vinyl cyanide | 2.21 | 500 | 1 100 | 85 | 188 |
| 10 | 艾氏剂 | aldrin | — | — | 100 | — | 25 |
| 11 | 烯丙醇 | allyl alcohol | 2.42 | 150 | 360 | 20 | 48 |
| 12 | 烯丙基氯 | allyl chloride | 3.18 | 300 | 950 | 250 | 795 |
| 13 | 缩水甘油烯丙醚 | allyl glycidyl ether | 4.75 | 270 | 1 300 | 50 | 238 |

续表 D

| 序号 | 污染物中文名称 | 污染物英文名称 | 1mg/m³ 换算 mg/m³ 系数[a] (20℃) | IDLH 浓度 | | IDLH 浓度(修订) | |
|---|---|---|---|---|---|---|---|
| | | | | mg/m³[b] | mg/m³[c] | mg/m³[d] | mg/m³[e] |
| 14 | 2-氨基吡啶 | 2-aminopyridine | 3.91 | 5 | 20 | 5 | 20 |
| 15 | 氨 | ammonia | 0.71 | 500 | 360 | 300 | 213 |
| 16 | 氨基磺酸铵 | ammonium sulfamate | — | — | 5 000 | — | 1 500 |
| 17 | 乙酸戊酯 | *n*-amyl acetate | 5.41 | 4 000 | 22 000 | 1 000 | 5 410 |
| 18 | 乙酸仲戊酯 | *sec*-amyl acetate | 5.41 | 9 000 | 49 000 | 1 000 | 5 410 |
| 19 | 苯胺 | aniline | 3.87 | 100 | 390 | 100 | 390 |
| 20 | 邻茴香胺 | *o*-anisidine | — | — | 50 | — | 50 |
| 21 | 对茴香胺 | *p*-anisidine | — | — | 50 | — | 50 |
| 22 | 锑化合物(以锑计) | antimony compounds (as Sb) | — | — | 80 | — | 50 |
| 23 | 安妥 | ANTU, alphanaphthyl thiocarbamide | — | — | 100 | — | 100 |
| 24 | 砷(无机化合物,以砷计) | arsenic ( inorganic compounds, as As) | — | — | 100 | — | 5 |
| 25 | 砷化三氢,胂烷 | arsine | 3.24 | 6 | 20 | 3 | 10 |
| 26 | 甲基谷硫磷,益棉磷 | azinphos methyl | — | — | 20 | — | 10 |
| 27 | 钡(可溶化合物,以钡计) | barium (soluble compounds, as Ba) | — | — | 1 100 | — | 50 |
| 28 | 苯 | benzene | 3.25 | 3 000 | 9 800 | 500 | 1 625 |
| 29 | 过氧化(二)苯甲酰 | benzoyl peroxide | — | — | 7 000 | — | 1 500 |
| 30 | 氯化苄 | benzyl chloride | 5.26 | 10 | 53 | 10 | 53 |
| 31 | 铍化合物(以铍计) | beryllium compounds (as Be) | — | — | 10 | — | 4 |
| 32 | 氧化硼 | boron oxide | — | — | 无证据 | — | 2 000 |
| 33 | 三氟化硼 | boron trifluoride | 2.82 | 100 | 280 | 25 | 70 |

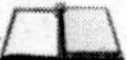

续表 D

| 序号 | 污染物中文名称 | 污染物英文名称 | 1mg/m³换算 mg/m³系数[a]（20℃） | IDLH 浓度 | | IDLH 浓度(修订) | |
|---|---|---|---|---|---|---|---|
| | | | | mg/m³[b] | mg/m³[c] | mg/m³[d] | mg/m³[e] |
| 34 | 溴 | bromine | 6.64 | 10 | 66 | 3 | 20 |
| 35 | 溴仿；三溴甲烷 | bromoform | 10.34 | 未知 | 未知 | 850 | 8 789 |
| 36 | 1,3-丁二烯，联乙烯 | 1,3-butadiene | 2.25 | 20 000［爆炸下限］ | 45 000［爆炸下限］ | 2 000［爆炸下限］ | 4 500［爆炸下限］ |
| 37 | 2-丁酮，甲基乙基酮 | 2-butanone, methyl ethyl ketone | 3.00 | 3 000 | 9 000 | 3 000 | 9 000 |
| 38 | 2-丁氧基乙醇 | 2-butoxyethanol | 4.91 | 700 | 3 400 | 700 | 3 400 |
| 39 | 乙酸(正)丁酯 | *n*-butyl acetate | 4.83 | 10 000 | 48 000 | 1 700［爆炸下限］ | 8 211［爆炸下限］ |
| 40 | 乙酸仲丁酯 | *sec*-butyl acetate | 4.83 | 10 000 | 48 000 | 1 700［爆炸下限］ | 8 211［爆炸下限］ |
| 41 | 乙酸叔丁酯 | *tert*-butyl acetate | 4.83 | 10 000 | 48 000 | 1 500［爆炸下限］ | 7 245［爆炸下限］ |
| 42 | 丁醇 | *n*-butyl alcohol, 1-butanol | 3.08 | 8 000 | 25 000 | 1 400［爆炸下限］ | 4 312［爆炸下限］ |
| 43 | 仲丁醇 | *sec*-butyl alcohol | 3.08 | 10 000 | 31 000 | 2 000 | 6 160 |
| 44 | 叔丁醇 | *tert*-butyl alcohol, trimethyl carbinol | 3.08 | 8 000 | 25 000 | 1 600 | 4 928 |
| 45 | 丁胺，1-氨基丁烷 | butylamine, 1-aminobutane | 3.04 | 2 000 | 6 100 | 300 | 912 |
| 46 | 叔丁基铬酸酯 | *tert*-butyl chromate | — | — | 30(以 $CrO_3$ 计) | — | 15(以六价铬计) |
| 47 | 缩水甘油丁醚 | *n*-butyl glycidyl ether | 5.41 | 3 500 | 19 000 | 250 | 1 353 |

续表 D

| 序号 | 污染物中文名称 | 污染物英文名称 | 1mg/m³换算 mg/m³ 系数[a]（20℃） | IDLH 浓度 | | IDLH 浓度（修订） | |
|---|---|---|---|---|---|---|---|
| | | | | mg/m³[b] | mg/m³[c] | mg/m³[d] | mg/m³[e] |
| 48 | 正丁硫醇 | *n*-butyl mercaptan, *n*-butanethiol | 3.75 | 2 500 | 9 400 | 500 | 1 875 |
| 49 | 对位叔丁基甲苯 | *p-tert*-butyltoluene | 6.16 | 1 000 | 6 200 | 100 | 620 |
| 50 | 镉粉尘（以镉计） | cadmium dust (as Cd) | — | — | 50 | — | 9 |
| 51 | 镉烟（以镉计） | cadmium fume (as Cd) | — | — | 9 | — | 9 |
| 52 | 砷酸钙（以砷计） | calcium arsenate (as As) | — | — | 100 | — | 5 |
| 53 | 氧化钙 | calcium oxide | — | — | 未知 | — | 25 |
| 54 | 樟脑（人造） | camphor (synthetic), 2-camphanone | — | — | 200 | — | 200 |
| 55 | 西维因 | carbaryl (Sevin®) | — | — | 600 | — | 100 |
| 56 | 炭黑 | carbon black | — | — | 无证据 | — | 1 750 |
| 57 | 二氧化碳 | carbon dioxide | 1.83 | 50 000 | 92 000 | 40 000 | 73 200 |
| 58 | 二硫化碳 | carbon disulfide | 3.16 | 500 | 1 600 | 500 | 1 600 |
| 59 | 一氧化碳 | carbon monoxide | 1.16 | 1 500 | 1 700 | 1 200 | 1 392 |
| 60 | 四氯化碳 | carbon tetrachloride, tetrachloromethane | 6.39 | 300 | 1 900 | 200 | 1 278 |
| 61 | 氯丹 | chlordane | — | — | 500 | — | 100 |
| 62 | 氯化莰烯 | chlorinated camphene | — | — | 200 | — | 200 |
| 63 | 氯化二苯基氧化物 | chlorinated diphenyl oxide | — | — | 未知 | — | 5 |
| 64 | 氯 | chlorine | 2.95 | 30 | 88 | 10 | 30 |
| 65 | 二氧化氯 | chlorine dioxide | 2.81 | 10 | 28 | 5 | 14 |
| 66 | 三氟化氯 | chlorine trifluoride | 3.85 | 20 | 77 | 20 | 77 |
| 67 | 氯乙醛 | chloroacetaldehyde | 3.26 | 100 | 330 | 45 | 147 |

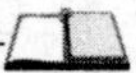

续表 D

| 序号 | 污染物中文名称 | 污染物英文名称 | 1mg/m³换算 mg/m³系数[a]（20℃） | IDLH 浓度 | | IDLH 浓度(修订) | |
|---|---|---|---|---|---|---|---|
| | | | | mg/m³[b] | mg/m³[c] | mg/m³[d] | mg/m³[e] |
| 68 | α-氯乙酰苯，催泪剂 | α-chloroacetophenone | — | — | 100 | — | 15 |
| 69 | 氯苯 | chlorobenzene, monochlorobenzene | 4.68 | 2 400 | 11 000 | 1 000 | 4 680 |
| 70 | 邻氯苄亚甲基丙二腈 | *o*-chlorobenzylidene malononitrile | — | — | 2 | — | 2 |
| 71 | 氯溴甲烷 | chlorobromomethane | 5.38 | 5 000 | 27 000 | 2 000 | 10 760 |
| 72 | 氯二苯（42%氯） | chlorodiphenyl (42% chlorine) | — | — | 10 | — | 5 |
| 73 | 氯二苯（54%氯） | chlorodiphenyl (54% chlorine) | — | — | 5 | — | 5 |
| 74 | 三氯甲烷，氯仿 | chloroform, trichloromethane | 4.96 | 1 000 | 5 000 | 500 | 2 500 |
| 75 | 1-氯-1-硝基丙烷 | 1-chloro-1-nitropropane | 5.14 | 2 000 | 10 000 | 100 | 514 |
| 76 | 硝基三氯代甲烷，氯化苦 | chloropicrin, nitrotrichloromethane | 6.83 | 4 | 30 | 2 | 14 |
| 77 | β-氯丁二烯 | β-chloroprene | 3.68 | 400 | 1 500 | 300 | 1 104 |
| 78 | 铬酸和铬酸盐 | chromic acid and chromates | — | — | 30 | — | 15 |
| 79 | 二价铬化物（以二价铬计） | chromium (Ⅱ) compounds [as Cr(Ⅱ)] | — | — | 无证据 | — | 250 |
| 80 | 三价铬化物（以三价铬计） | chromium (Ⅲ) compounds [as Cr(Ⅲ)] | — | — | 无证据 | — | 25 |
| 81 | 铬金属（以铬计） | chromium metal (as Cr) | — | — | 无证据 | — | 250 |

续表 D

| 序号 | 污染物中文名称 | 污染物英文名称 | 1mg/m³换算 mg/m³系数[a](20℃) | IDLH 浓度 | | IDLH 浓度(修订) | |
|---|---|---|---|---|---|---|---|
| | | | | mg/m³[b] | mg/m³[c] | mg/m³[d] | mg/m³[e] |
| 82 | 煤焦油沥青挥发物 | coal tar pitch volatiles | — | — | 700 | — | 80 |
| 83 | 钴金属,尘和烟(以钴计) | cobalt metal, dust, and fume (as Co) | — | — | 20 | — | 20 |
| 84 | 铜(尘和雾,以铜计) | copper (dust and mist, as Cu) | — | — | 无证据 | — | 100 |
| 85 | 铜烟(以铜计) | copper fume (as Cu) | — | — | 无证据 | — | 100 |
| 86 | 棉尘(粗) | cotton dust(raw) | — | — | 无证据 | — | 100 |
| 87 | 除莠剂 | Crag® herbicide, sesone | — | — | 5 000 | — | 500 |
| 88 | 甲酚(邻、间、对异构体) | cresol (o,m,p isomers) | 4.50 | 250 | 1 100 | 250 | 1 100 |
| 89 | 巴豆醛 | crotonaldehyde | 2.91 | 400 | 1 200 | 50 | 146 |
| 90 | 异丙苯 | cumene | 5.00 | 8 000 | 40 000 | 900[爆炸下限] | 4 500[爆炸下限] |
| 91 | 氰化物(以 CN 计) | cyanides (as CN) | — | — | 50 | — | 25 |
| 92 | 环己烷 | cyclohexane, hexahydrobenzene | 3.50 | 10 000 | 35 000 | 1 300[爆炸下限] | 4 550[爆炸下限] |
| 93 | 环己醇 | cyclohexanol | 4.17 | 3 500 | 14 000 | 400 | 1 668 |
| 94 | 环己酮 | cyclohexanone | 4.08 | 5 000 | 20 000 | 700 | 2 856 |
| 95 | 环己烯 | cyclohexene, tetrahydrobenzene | 3.42 | 10 000 | 34 000 | 2 000 | 6 840 |
| 96 | 环戊二烯 | cyclopentadiene | 2.75 | 2 000 | 5 500 | 750 | 2 063 |
| 97 | 2,4-二氯苯氧基乙酸 | 2, 4-dichlorophenoxyacetic acid | — | — | 500 | — | 100 |
| 98 | 滴滴涕 | DDT | — | — | 无证据 | — | 500 |

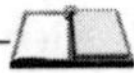

续表 D

| 序号 | 污染物中文名称 | 污染物英文名称 | 1mg/m³ 换算 mg/m³ 系数[a]（20℃） | IDLH 浓度 | | IDLH 浓度（修订） | |
|---|---|---|---|---|---|---|---|
| | | | | mg/m³ [b] | mg/m³ [c] | mg/m³ [d] | mg/m³ [e] |
| 99 | 十硼烷，十硼氢 | decaborane | — | — | 100 | — | 15 |
| 100 | 内吸磷 | demeton | — | — | 20 | — | 10 |
| 101 | 二丙酮醇 | diacetone alcohol | 4.83 | 2 100 | 10 000 | 1 800［爆炸下限］ | 8 694［爆炸下限］ |
| 102 | 重氮甲烷 | diazomethane | 1.75 | 2 | 4 | 2 | 4 |
| 103 | 乙硼烷，硼烷 | diborane，boroethane | 1.15 | 40 | 46 | 15 | 17 |
| 104 | 二丁基磷酸酯 | dibutyl phosphate | 8.47 | 125 | 1 000 | 30 | 254 |
| 105 | 邻苯二甲酸二丁酯 | dibutyl phthalate，DBP | — | — | 9 300 | — | 4 000 |
| 106 | 邻二氯苯 | *o*-dichlorobenzene | 6.11 | 1 000 | 6 100 | 200 | 1 222 |
| 107 | 对二氯苯 | *p*-dichlorobenzene | 6.11 | 1 000 | 6 100 | 150 | 917 |
| 108 | 二氯二氟甲烷 | dichlorodifluoromethane | 5.03 | 50 000 | 250 000 | 15 000 | 75 450 |
| 109 | 1,3-二氯-5,5-二甲基乙内酰脲 | 1,3-dichloro-5，5-dimethylhydantoin | — | — | 未知 | — | 5 |
| 110 | 1,1-二氯乙烷 | 1,1-dichloroethane，ethylidene chloride | 4.12 | 4 000 | 16 000 | 3 000 | 12 360 |
| 111 | 1,2-二氯乙烯（顺式） | 1,2-dichloroethylene | 4.03 | 4 000 | 16 000 | 1 000 | 4 030 |
| 112 | 二氯乙醚 | dichloroethyl ether | 5.94 | 250 | 1 500 | 100 | 594 |
| 113 | 一氟二氯甲烷，氟里昂 21 | dichloromonofluoromethane，Freon® 21 | 4.28 | 50 000 | 210 000 | 5 000 | 21 000 |
| 114 | 1,1-二氯-1-硝基乙烷 | 1,1-dichloro-1-nitroethane | 5.98 | 150 | 900 | 25 | 150 |

续表 D

| 序号 | 污染物中文名称 | 污染物英文名称 | 1mg/m³换算 mg/m³ 系数[a]（20℃） | IDLH 浓度 mg/m³[b] | IDLH 浓度 mg/m³[c] | IDLH 浓度(修订) mg/m³[d] | IDLH 浓度(修订) mg/m³[e] |
|---|---|---|---|---|---|---|---|
| 115 | 二氯四氟乙烷 | dichlorotetrafluoroethane，Freon® 114 | 7.10 | 50 000 | 360 000 | 15 000 | 10 6500 |
| 116 | 敌敌畏 | dichlorvos，DDVP | — | — | 200 | — | 100 |
| 117 | 狄氏剂 | Dieldrin | — | — | 450 | — | 50 |
| 118 | 二乙胺 | diethylamine | 3.04 | 2 000 | 6 100 | 200 | 610 |
| 119 | 2-二乙氨基乙醇 | 2-diethylaminoethanol | 4.87 | 500 | 2 400 | 100 | 487 |
| 120 | 二氟二溴甲烷 | difluorodibromomethane | 8.72 | 2 500 | 22 000 | 2 000 | 17 440 |
| 121 | 二缩水甘油醚 | diglycidyl ether | 5.41 | 25 | 140 | 10 | 54 |
| 122 | 二异丁基甲酮 | diisobutyl ketone | 5.92 | 2 000 | 12 000 | 500 | 2 960 |
| 123 | 二异丙胺 | diisopropylamine | 4.21 | 1 000 | 4 200 | 200 | 842 |
| 124 | 二甲基乙酰胺 | dimethyl acetamide | 3.62 | 400 | 1 400 | 300 | 1 086 |
| 125 | 二甲胺 | dimethylamine | 1.87 | 2 000 | 3 700 | 500 | 935 |
| 126 | *N*，*N*-二甲基苯胺 | *N*，*N*-dimethylaniline | 5.04 | 100 | 500 | 100 | 500 |
| 127 | 磷酸二甲基-1，2-二溴-2，2-二氯乙酯 | dimethyl-1，2-dibromo-2，2-dichlorethyl phosphate | — | — | 1 800 | — | 200 |
| 128 | 二甲基甲酰胺 | dimethylformamide | 3.04 | 3 500 | 11 000 | 500 | 1 520 |
| 129 | 1，1-二甲肼 | 1，1-dimethylhydrazine | 2.50 | 50 | 120 | 15 | 38 |
| 130 | 邻苯二甲酸二甲酯 | dimethylphthalate | — | — | 9 300 | — | 2 000 |
| 131 | 硫酸二甲酯 | dimethyl sulfate | 5.24 | 10 | 52 | 7 | 37 |
| 132 | 二硝基苯（邻、间、对异构体） | dinitrobenzene（o，m，p isomers） | — | — | 200 | — | 50 |

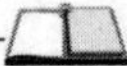

续表 D

| 序号 | 污染物中文名称 | 污染物英文名称 | 1mg/m³换算mg/m³系数[a](20℃) | IDLH 浓度 | | IDLH 浓度(修订) | |
|---|---|---|---|---|---|---|---|
| | | | | mg/m³[b] | mg/m³[c] | mg/m³[d] | mg/m³[e] |
| 133 | 邻二硝基甲酚 | dinitro-*o*-cresol | — | — | 5 | — | 5 |
| 134 | 二硝基甲苯 | dinitrotoluene | — | — | 200 | — | 50 |
| 135 | 二-仲-辛邻苯二甲酸酯 | *di sec*-octyl phthalate | — | — | 未知 | — | 5 000 |
| 136 | 二氧杂环已烷 | dioxane | 3.66 | 2 000 | 7 300 | 500 | 1 830 |
| 137 | 联苯 | diphenyl | — | — | 300 | — | 100 |
| 138 | 二丙烯乙二醇甲醚 | dipropylene glycol methyl ether | 6.06 | 未知 | 未知 | 600 | 3636 |
| 139 | 异狄氏剂 | endrin | — | — | 2 000 | — | 2 |
| 140 | 表氯醇 | epichlorohydrin | 3.85 | 250 | 960 | 75 | 289 |
| 141 | 苯硫磷 | EPN, *o*-ethyl *o*-*p*-nitrophenyl benzenephosphonothioate | — | — | 50 | — | 5 |
| 142 | 乙醇胺 | ethanolamine | 2.54 | 1 000 | 2 500 | 30 | 76 |
| 143 | 2-乙氧基乙醇 | 2-ethoxyethanol, ethylene glycol monoethyl ether | 3.75 | 6 000 | 22 000 | 500 | 1 875 |
| 144 | 2-羟乙基乙酸酯 | 2-ethoxyethly acetate, ethylene glycol monoethyl ether acetate, Cellosove® acetate | 5.49 | 2 500 | 14 000 | 500 | 2 745 |
| 145 | 乙酸乙酯 | ethyl acetate, acetic ester | 3.66 | 10 000 | 37 000 | 2 000[爆炸下限] | 7 320[爆炸下限] |
| 146 | 丙烯酸乙酯 | ethyl acrylate | 4.16 | 2 000 | 8 300 | 300 | 1 248 |
| 147 | 乙醇 | ethyl alcohol | 1.89 | 15 000 | 28350 | 3 300[爆炸下限] | 6 237[爆炸下限] |

续表 D

| 序号 | 污染物中文名称 | 污染物英文名称 | 1mg/m³换算 mg/m³ 系数[a]（20℃） | IDLH 浓度 mg/m³[b] | IDLH 浓度 mg/m³[c] | IDLH 浓度（修订）mg/m³[d] | IDLH 浓度（修订）mg/m³[e] |
|---|---|---|---|---|---|---|---|
| 148 | 乙胺 | ethylamine，aminoethane | 1.87 | 4 000 | 7 500 | 600 | 1 122 |
| 149 | 乙苯 | ethyl benzene | 4.41 | 2 000 | 8 800 | 800［爆炸下限］ | 3 528［爆炸下限］ |
| 150 | 溴乙烷 | ethyl bromide | 4.53 | 3 500 | 16 000 | 2 000 | 9 060 |
| 151 | 3-庚酮，乙基正丁基甲酮 | ethyl butyl ketone，3-heptanone | 4.75 | 3 000 | 14 000 | 1 000 | 4 750 |
| 152 | 氯乙烷 | ethyl chloride | 2.68 | 20 000 | 54 000 | 3 800［爆炸下限］ | 10 184［爆炸下限］ |
| 153 | 2-氯乙醇 | ethylene chlorohydrin | 3.35 | 10 | 34 | 7 | 23 |
| 154 | 乙二胺 | ethylenediamine，1,2-diaminoethane | 2.50 | 2 000 | 5 000 | 1 000 | 2 500 |
| 155 | 二溴化乙烯 | ethylene dibromide | 7.81 | 400 | 3 100 | 100 | 781 |
| 156 | 1,2-二氯乙烷 | ethylene dichloride，1，2-dichloroethane | 4.11 | 1 000 | 4 100 | 50 | 206 |
| 157 | 乙二醇二硝酸酯 | ethylene glycol dinitrate，EGDN | — | — | 500 | — | 75 |
| 158 | 吖丙啶，氮丙环 | ethyleneimine | 1.79 | 100 | 180 | 100 | 180 |
| 159 | 环氧乙烷，乙撑氧 | ethylene oxide | 1.83 | 800 | 1 500 | 800 | 1 500 |
| 160 | 乙醚 | ethyl ether | 3.08 | 19 000［爆炸下限］ | 58 000［爆炸下限］ | 1 900［爆炸下限］ | 5 800［爆炸下限］ |
| 161 | 甲酸乙酯 | ethyl formate | 3.08 | 8 000 | 25 000 | 1 500 | 4 620 |
| 162 | 乙硫醇 | ethyl mercaptan，ethanethiol | 2.58 | 2 500 | 6 400 | 500 | 1 290 |

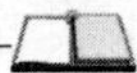

续表 D

| 序号 | 污染物中文名称 | 污染物英文名称 | 1mg/m³换算 mg/m³系数[a](20℃) | IDLH 浓度 | | IDLH 浓度(修订) | |
|---|---|---|---|---|---|---|---|
| | | | | mg/m³[b] | mg/m³[c] | mg/m³[d] | mg/m³[e] |
| 163 | N-乙基吗啉 | N-ethylmorpholine | 4.79 | 2 000 | 9 600 | 100 | 4 790 |
| 164 | 正硅酸乙酯 | ethyl silicate | 8.66 | 1 000 | 8 700 | 700 | 6 062 |
| 165 | 二甲胺基荒酸铁,福美铁 | ferbam | — | — | 无证据 | — | 800 |
| 166 | 钒铁粉尘 | ferrovanadium dust | — | — | 无证据 | — | 500 |
| 167 | 氟化物(以氟计) | fluorides (as F) | — | — | 500 | — | 250 |
| 168 | 氟 | fluorine | 1.58 | 25 | 40 | 25 | 40 |
| 169 | 三氯氟甲烷,氟里昂 11 | fluorotrichloromethane, Freon® 11 | 5.71 | 10 000 | 57 000 | 2 000 | 11 420 |
| 170 | 甲醛 | formaldehyde | 1.23 | 30 | 37 | 20 | 25 |
| 171 | 甲酸 | formic acid | 1.91 | 30 | 57 | 30 | 57 |
| 172 | 呋喃甲醛,糠醛 | furfural, 2-furaldehyde | 3.99 | 250 | 1 000 | 100 | 399 |
| 173 | 糠醇 | furfuryl alcohol | 4.08 | 250 | 1 000 | 75 | 306 |
| 174 | 缩水甘油 | glycidol | 3.08 | 500 | 1 500 | 150 | 462 |
| 175 | 石墨(天然) | graphite(natural) | — | — | 无证据 | — | 1 250 |
| 176 | 铪化物(以铪计) | hafnium compounds(as Hf) | — | — | 未知 | — | 50 |
| 177 | 七氯 | heptachlor | — | — | 700 | — | 35 |
| 178 | 正庚烷 | *n*-heptane | 4.17 | 5 000 | 21 000 | 750 | 3 128 |
| 179 | 六氯乙烷 | hexachloroethane | 10.00 | 300 | 3 000 | 300 | 3 000 |
| 180 | 六氯萘 | hexachloronaphthalene | — | — | 2 | — | 2 |
| 181 | 己烷 | *n*-hexane | 3.58 | 5 000 | 18 000 | 1 100[爆炸下限] | 3 938[爆炸下限] |

续表 D

| 序号 | 污染物中文名称 | 污染物英文名称 | 1mg/m³ 换算 mg/m³ 系数[a] (20℃) | IDLH 浓度 | | IDLH 浓度(修订) | |
|---|---|---|---|---|---|---|---|
| | | | | mg/m³[b] | mg/m³[c] | mg/m³[d] | mg/m³[e] |
| 182 | 2-己酮 | 2-hexanone | 4.17 | 5 000 | 21 000 | 1 600 | 6 672 |
| 183 | 异己酮 | hexone | 4.17 | 3 000 | 12 000 | 500 | 2 085 |
| 184 | 乙酸仲己酯 | *sec*-hexyl acetate | 5.99 | 4 000 | 24 000 | 500 | 3 000 |
| 185 | 肼 | hydrazine | 1.33 | 80 | 110 | 50 | 67 |
| 186 | 溴化氢 | hydrogen bromide | 3.36 | 50 | 170 | 30 | 101 |
| 187 | 氯化氢 | hydrogen chloride | 1.52 | 100 | 150 | 50 | 75 |
| 188 | 氰化氢 | hydrogen cyanide | 1.12 | 50 | 56 | 50 | 56 |
| 189 | 氟化氢(以氟计) | hydrogen fluoride (as F) | 0.83 | 30 | 25 | 30 | 25 |
| 190 | 过氧化氢 | hydrogen peroxide | 1.41 | 75 | 100 | 75 | 100 |
| 191 | 硒化氢(以硒计) | hydrogen selenide (as Se) | 3.37 | 2 | 7 | 1 | 4 |
| 192 | 硫化氢 | hydrogen sulfide | 1.42 | 300 | 430 | 100 | 142 |
| 193 | 对苯二酚 | hydroquinone | — | — | 未知 | — | 50 |
| 194 | 碘 | iodine | 10.00 | 10 | 100 | 2 | 20 |
| 195 | 氧化铁尘和烟(以铁计) | iron oxide dust and fume(as Fe) | — | — | 无证据 | — | 2 500 |
| 196 | 乙酸异戊酯 | isoamyl acetate, banana oil | 5.41 | 3 000 | 16 000 | 1 000 | 5 410 |
| 197 | 异戊醇(伯醇和仲醇) | isoamyl alcohol (primary and secondary) | 3.67 | 10 000 | 37 000 | 500 | 1 835 |
| 198 | 乙酸异丁酯 | isobutyl acetate | 4.83 | 7 500 | 36 000 | 1 300[爆炸下限] | 6 279[爆炸下限] |
| 199 | 异丁醇 | isobutyl alcohol, 2-methyl -1-propanol | 3.08 | 8 000 | 25 000 | 1 600 | 4 928 |

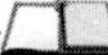

续表 D

| 序号 | 污染物中文名称 | 污染物英文名称 | 1mg/m³换算 mg/m³系数[a]（20℃） | IDLH 浓度 | | IDLH 浓度（修订） | |
|---|---|---|---|---|---|---|---|
| | | | | mg/m³[b] | mg/m³[c] | mg/m³[d] | mg/m³[e] |
| 200 | 异佛尔酮 | isophorone | 5.74 | 800 | 4 600 | 200 | 1 150 |
| 201 | 乙酸异丙酯 | isopropyl acetate | 4.25 | 16 000 | 68 000 | 1 800 | 7 650 |
| 202 | 异丙醇 | isopropyl alcohol | 2.50 | 12 000 | 30 000 | 2 000［爆炸下限］ | 5 000［爆炸下限］ |
| 203 | 异丙胺 | isopropylamine | 2.46 | 4 000 | 9 800 | 750 | 1 845 |
| 204 | 异丙醚 | isopropyl ether, diisopropyl ether | 4.25 | 10 000 | 42 000 | 1 400［爆炸下限］ | 5 950［爆炸下限］ |
| 205 | 异丙基缩水甘油醚 | isopropyl glycidyl ether | 4.83 | 1 000 | 4 800 | 400 | 1 932 |
| 206 | 乙烯酮 | ketene | 1.72 | 未知 | 未知 | 5 | 8.6 |
| 207 | 铅化合物（以铅计） | lead compounds (as Pb) | — | — | 700 | — | 100 |
| 208 | 六氯化苯，林丹 | lindane | — | — | 1 000 | — | 50 |
| 209 | 氢化锂 | lithium hydride | — | — | 55 | — | 0.5 |
| 210 | 液化石油气 | liquefied petroleum gas, LPG, compressed petroleum gas | 1.80 | 19 000 | 34 000 | 2 000［爆炸下限］ | 3 600［爆炸下限］ |
| 211 | 氧化镁烟雾 | magnesium oxide fume | — | — | 无证据 | — | 750 |
| 212 | 马拉硫磷 | malathion | — | — | 5 000 | — | 250 |
| 213 | 马来酐 | maleic anhydride | — | — | 未知 | — | 10 |
| 214 | 锰化合物（以锰计） | manganese compounds(as Mn) | — | — | 无证据 | — | 500 |
| 215 | 汞化合物［不包括（有机）烷基汞，以汞计］ | mercury compounds[expect (organo)alkyls, as Hg] | — | — | 28 | — | 10 |

续表 D

| 序号 | 污染物中文名称 | 污染物英文名称 | 1mg/m³换算 mg/m³系数[a] (20℃) | IDLH 浓度 | | IDLH 浓度(修订) | |
|---|---|---|---|---|---|---|---|
| | | | | mg/m³[b] | mg/m³[c] | mg/m³[d] | mg/m³[e] |
| 216 | 烷基汞化合物(以汞计) | mercury (organo) alkyl compounds (as Hg) | — | — | 10 | — | 2 |
| 217 | 异亚丙基丙酮 | mesityl oxide | 4.08 | 5 000 | 20 000 | 1 400[爆炸下限] | 5 712[爆炸下限] |
| 218 | 甲氧氯 | methoxychlor | — | — | 无证据 | — | 5 000 |
| 219 | 乙酸甲酯 | methyl acetate, acetic acid, methyl ester | 3.08 | 10 000 | 31 000 | 3 100[爆炸下限] | 9 548[爆炸下限] |
| 220 | 丙炔,甲基乙炔 | methyl acetylene | 1.67 | 15 000[爆炸下限] | 25 000 | 1 700[爆炸下限] | 2 839[爆炸下限] |
| 221 | 丙炔与丙二烯的混合物 | methyl acetylene propadiene mixure | 1.67 | 15 000 | 25 000 | 3 400[爆炸下限] | 5 678[爆炸下限] |
| 222 | 丙烯酸甲酯 | methyl acrylate | 3.58 | 1 000 | 3 600 | 250 | 900 |
| 223 | 甲缩醛 | methylal | 3.16 | 15 000[爆炸下限] | 47 000[爆炸下限] | 2 200[爆炸下限] | 6 952[爆炸下限] |
| 224 | 甲醇 | methyl alcohol, methanol | 1.33 | 25 000 | 33 000 | 6 000 | 7 980 |
| 225 | 甲胺 | methylamine | 1.29 | 100 | 130 | 100 | 130 |
| 226 | 2-庚酮,甲基戊基甲酮 | methyl (namyl) ketone, 2-heptanone | 4.75 | 4 000 | 19 000 | 800 | 3 800 |
| 227 | 溴甲烷,甲基溴 | methyl bromide | 3.95 | 2 000 | 7 900 | 250 | 988 |
| 228 | 乙二醇甲醚 | methyl cellosolve®, ethylene glycol monomethyl ether | 3.16 | 2 000 | 6 300 | 200 | 630 |

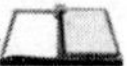

续表 D

| 序号 | 污染物中文名称 | 污染物英文名称 | 1mg/m³换算mg/m³系数[a]（20℃） | IDLH 浓度 | | IDLH 浓度（修订） | |
|---|---|---|---|---|---|---|---|
| | | | | mg/m³[b] | mg/m³[c] | mg/m³[d] | mg/m³[e] |
| 229 | 乙酸乙二醇甲醚 | methyl cellosolve® acetate, ethylene glycol monomethyl ether acetate | 4.91 | 4 000 | 20 000 | 200 | 982 |
| 230 | 氯甲烷，甲基氯 | methyl chloride, chloromethane | 2.10 | 10 000 | 21 000 | 2 000 | 4 200 |
| 231 | 三氯乙烷 | methyl chloroform | 5.55 | 1 000 | 5 600 | 700 | 3 885 |
| 232 | 甲基环己烷 | methylcyclohexane | 4.08 | 10 000 | 41 000 | 1 200［爆炸下限］ | 4 896 |
| 233 | 甲基环己醇 | methylcyclohexanol | 4.75 | 10 000 | 48 000 | 500 | 2 375［爆炸下限］ |
| 234 | *o*-甲基环己酮 | *o*-methylcyclohexanone | 4.66 | 2 500 | 12 000 | 600 | 2 796 |
| 235 | 异氰酸二苯甲酯 | methylene bisphenyl isocyanate | — | — | 100 | — | 75 |
| 236 | 二氯甲烷 | methylene chloride, dichloromethane | 3.53 | 5 000 | 18 000 | 2 300 | 8 119 |
| 237 | 甲酸甲酯 | methyl formate | 2.50 | 5 000 | 12 000 | 4 500 | 11 250 |
| 238 | 5-甲基-3-庚酮，乙基戊基甲酮 | 5-methyl-3-heptanone, ethyl amyl ketone | 5.33 | 3 000 | 16 000 | 100 | 533 |
| 239 | 甲基肼 | methyl hydrazine | 1.92 | 50 | 96 | 20 | 38 |
| 240 | 碘甲烷 | methyl iodide | 5.90 | 800 | 4 700 | 100 | 590 |
| 241 | 甲基异丁基甲醇 | methyl isobutyl carbinol | 4.25 | 2 000 | 8 500 | 400 | 1 700 |
| 242 | 异氰酸甲酯 | methyl isocyanate | 2.37 | 20 | 47 | 3 | 7 |
| 243 | 甲硫醇 | methyl mercaptan | 2.00 | 400 | 800 | 150 | 300 |

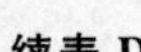

续表 D

| 序号 | 污染物中文名称 | 污染物英文名称 | 1mg/$m^3$ 换算 mg/$m^3$ 系数[a]（20℃） | IDLH 浓度 | | IDLH 浓度（修订） | |
|---|---|---|---|---|---|---|---|
| | | | | mg/$m^3$[b] | mg/$m^3$[c] | mg/$m^3$[d] | mg/$m^3$[e] |
| 244 | 异丁烯酸甲酯 | methyl methacrylate | 4.16 | 4 000 | 17 000 | 1 000 | 4 160 |
| 245 | 甲基苯乙烯 | methyl styrene | 4.91 | 5 000 | 24 000 | 700 | 3 437 |
| 246 | 云母 | mica | — | — | 无证据 | — | 1 500 |
| 247 | 钼（不可溶化合物，以钼计） | molybdenum (insoluble compounds, as Mo) | — | — | 无证据 | — | 5 000 |
| 248 | 钼（可溶化合物，以钼计） | molybdenum (soluble compounds, as Mo) | — | — | 无证据 | — | 1 000 |
| 249 | 甲基苯胺 | monomethyl aniline, methyl aniline, MA | 4.46 | 100 | 450 | 100 | 450 |
| 250 | 吗啉 | morpholine | 3.62 | 8 000 | 29 000 | 1 400［爆炸下限］ | 5 068［爆炸下限］ |
| 251 | 石脑油（煤焦油） | naphtha (coal tar) | 4.57 | 10 000［爆炸下限］ | 46 000［爆炸下限］ | 1 000［爆炸下限］ | 4 600［爆炸下限］ |
| 252 | 萘 | naphthalene | 5.00 | 500 | 2 500 | 250 | 1 250 |
| 253 | 羰基镍（以镍计） | nickel carbonyl (as Ni) | 7.10 | 7 | 50 | 2 | 14 |
| 254 | 镍金属和其他化合物（以镍计） | nickle metal and other compounds (as Ni) | — | — | 无证据 | — | 10 |
| 255 | 尼古丁 | nicotine | — | — | 35 | — | 5 |
| 256 | 硝酸 | nitric acid | 2.62 | 100 | 260 | 25 | 65 |
| 257 | 氧化氮 | nitric oxide | 1.25 | 100 | 120 | 100 | 120 |
| 258 | 对硝基苯胺 | *p*-nitroaniline | — | — | 300 | — | 300 |
| 259 | 硝基苯 | nitrobenzene | 5.12 | 200 | 1 000 | 200 | 1 000 |

 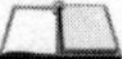

续表 D

| 序号 | 污染物中文名称 | 污染物英文名称 | 1mg/m³换算 mg/m³ 系数[a] (20℃) | IDLH 浓度 | | IDLH 浓度(修订) | |
|---|---|---|---|---|---|---|---|
| | | | | mg/m³[b] | mg/m³[c] | mg/m³[d] | mg/m³[e] |
| 260 | 对-硝基氯苯 | *p*-nitrochlorobenzene, *p*-chloronitrobenzene | — | — | 1 000 | — | 100 |
| 261 | 硝基乙烷 | nitroethane | 3.12 | 1 000 | 3 100 | 1 000 | 3 100 |
| 262 | 二氧化氮 | nitrogen dioxide, dinitrogen tetroxide | 1.91 | 50 | 96 | 20 | 38 |
| 263 | 三氟化氮 | nitrogen trifluoride | 2.95 | 2 000 | 5 900 | 1 000 | 2 950 |
| 264 | 硝化甘油 | nitroglycerine, glyceryl trinitrate | — | — | 500 | — | 75 |
| 265 | 硝基甲烷 | nitromethane | 2.54 | 1 000 | 2 500 | 750 | 1 905 |
| 266 | 1-硝基丙烷 | 1-nitropropane | 3.70 | 2 300 | 8 500 | 1 000 | 3 700 |
| 267 | 2-硝基丙烷 | 2-nitropropane | 3.70 | 2 300 | 8 500 | 100 | 370 |
| 268 | 硝基甲苯(邻、间、对异构体) | nitrotoluene(o,m,p isomers) | 5.70 | 200 | 1 100 | 200 | 1 100 |
| 269 | 八氯萘 | octachloronaphthalene | — | — | 未知 | — | 未知 |
| 270 | 辛烷 | octane | 4.75 | 5 000 | 24 000 | 1000[爆炸下限] | 4 750 [爆炸下限] |
| 271 | 石油雾 | oil mist(mineral) | — | — | 无证据 | — | 2 500 |
| 272 | 四氧化锇(以锇计) | osmium tetroxide (as Os) | — | — | 1 | — | 1 |
| 273 | 草酸 | oxalic acid | — | — | 500 | — | 500 |
| 274 | 二氟化氧 | oxygen difluoride | 2.24 | 0.5 | 1 | 0.5 | 1 |
| 275 | 臭氧 | ozone | 2.00 | 10 | 20 | 5 | 10 |
| 276 | 百草枯 | paraquat | — | — | 1.5 | — | 1 |
| 277 | 对硫磷 | parathion | — | — | 20 | — | 10 |
| 278 | 戊硼烷 | pentaborane | 2.62 | 3 | 8 | 1 | 2.6 |

续表 D

| 序号 | 污染物中文名称 | 污染物英文名称 | 1mg/m³换算 mg/m³系数[a]（20℃） | IDLH 浓度 | | IDLH 浓度(修订) | |
|---|---|---|---|---|---|---|---|
| | | | | mg/m³[b] | mg/m³[c] | mg/m³[d] | mg/m³[e] |
| 279 | 五氯萘 | pentachloronaphthalene | — | — | 未知 | — | 未知 |
| 280 | 五氯苯酚 | pentachlorophenol | — | — | 150 | — | 2.5 |
| 281 | 正戊烷 | *n*-Pentane | 3.00 | 15 000［爆炸下限］ | 45 000［爆炸下限］ | 1 500［爆炸下限］ | 4 500［爆炸下限］ |
| 282 | 2-戊酮 | 2-pentanone, methyl propyl ketone | 3.58 | 5 000 | 18 000 | 1 500 | 5 370 |
| 283 | 全氯甲硫醇 | perchloromethyl mercaptan | 7.73 | 10 | 77 | 10 | 77 |
| 284 | 氟化高氯氧 | perchloryl fluoride | 4.26 | 385 | 1 600 | 100 | 426 |
| 285 | 石油馏出物(石脑油) | petroleum distillates (naphtha) | 4.11 | 10 000 | 41 000 | 1 100［爆炸下限］ | 4 521［爆炸下限］ |
| 286 | 苯酚 | phenol, carbolic acid | 3.80 | 250 | 950 | 250 | 950 |
| 287 | 对苯二酚 | *p*-phenylene diamine | — | — | 未知 | — | 25 |
| 288 | 苯基醚(蒸气) | phenyl ether (vapor) | 6.96 | 无证据 | 无证据 | 100 | 696 |
| 289 | 苯基醚二苯基混合物(蒸气) | phenyl etherbiphenyl mixture (vapor) | — | 无证据 | 无证据 | 10 | — |
| 290 | 苯基缩水甘油醚 | phenyl glycidyl ether | 6.14 | 未知 | 未知 | 100 | 614 |
| 291 | 苯肼,苯基联胺 | phenylhydrazine, hydrazionbenzene | 4.49 | 295 | 1 300 | 15 | 67 |
| 292 | 速灭磷 | Phosdrin® | 9.32 | 4 | 40 | 4 | 40 |
| 293 | 光气 | phosgene | 4.11 | 2 | 8 | 2 | 8 |
| 294 | 磷化氢,磷烷 | phosphine, hydrogen phosphide | 1.41 | 200 | 280 | 50 | 70 |

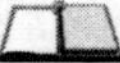

续表 D

| 序号 | 污染物中文名称 | 污染物英文名称 | 1mg/m³换算 mg/m³系数[a]（20℃） | IDLH 浓度 | | IDLH 浓度(修订) | |
|---|---|---|---|---|---|---|---|
| | | | | mg/m³[b] | mg/m³[c] | mg/m³[d] | mg/m³[e] |
| 295 | 磷酸 | phosphoric acid | — | — | 10 000 | — | 1 000 |
| 296 | 黄磷 | phosphorus (yellow) | — | — | 无证据 | — | 5 |
| 297 | 五氯化磷 | phosphorus pentachloride | — | — | 200 | — | 70 |
| 298 | 五硫化二磷 | phosphorus pentasulfide | — | — | 750 | — | 250 |
| 299 | 三氯化磷 | phosphorus trichloride | 5.71 | 50 | 280 | 25 | 140 |
| 300 | 邻苯二甲酸酐 | phthalic anhydride | — | — | 10 000 | — | 60 |
| 301 | 苦味酸 | picric acid | — | — | 100 | — | 75 |
| 302 | 杀鼠酮，鼠完 | pindone | — | — | 200 | — | 100 |
| 303 | 铂（可溶盐，以铂计） | platinum (soluble salts，as Pt) | — | — | 无证据 | — | 4 |
| 304 | 硅酸盐水泥 | portland cement | — | — | 无证据 | — | 5 000 |
| 305 | 丙烷 | propane | 1.83 | 20 000［爆炸下限］ | 37 000［爆炸下限］ | 2 100［爆炸下限］ | 3 843［爆炸下限］ |
| 306 | 乙酸正丙酯 | *n*-propyl acetate，acetic acid，*n*-propyl ester | 4.25 | 8 000 | 34 000 | 1 700 | 7 225 |
| 307 | 1-丙醇，正丙醇 | *n*-propyl alcohol，1-propanol | 2.50 | 4 000 | 10 000 | 800 | 2 000 |
| 308 | 二氯丙烯 | propylene dichloride | 4.70 | 2 000 | 9 400 | 400 | 1 880 |
| 309 | 丙烯亚胺 | propylene imine | 2.37 | 500 | 1 200 | 100 | 237 |
| 310 | 环氧丙烷 | propylene oxide | 2.42 | 2 000 | 4 800 | 400 | 968 |
| 311 | 硝酸正丙酯 | *n*-propyl nitrate | 4.37 | 2 000 | 8 700 | 500 | 2 185 |
| 312 | 除虫菊 | pyrethrum | — | — | 5 000 | — | 5 000 |

续表 D

| 序号 | 污染物中文名称 | 污染物英文名称 | 1mg/m³换算 mg/m³ 系数[a] (20℃) | IDLH 浓度 mg/m³[b] | IDLH 浓度 mg/m³[c] | IDLH 浓度(修订) mg/m³[d] | IDLH 浓度(修订) mg/m³[e] |
|---|---|---|---|---|---|---|---|
| 313 | 吡啶 | pyridine | 3.29 | 3 600 | 12 000 | 1 000 | 3 290 |
| 314 | 苯醌 | quinone | — | — | 300 | — | 100 |
| 315 | 铑(金属烟雾和不可溶性化合物,以铑计) | rhodium (metal fume and insoluble compounds, as Rh) | — | — | 无证据 | — | 100 |
| 316 | 铑(可溶性化合物,以铑计) | rhodium (soluble compounds, as Rh) | — | — | 无证据 | — | 2 |
| 317 | 皮蝇磷 | runnel | — | — | 5 000 | — | 300 |
| 318 | 鱼藤酮 | rotenone | — | — | 未知 | — | 2 500 |
| 319 | 硒化合物(以硒计) | selenium compounds(as Se) | — | — | 未知 | — | 1 |
| 320 | 六氟化硒 | selenium hexafluoride | 8.02 | 5 | 40 | 2 | 16 |
| 321 | 矽尘,无定形的 | silica, amorphous | — | — | 无证据 | — | 3 000 |
| 322 | 矽尘,结晶型(呼尘) | silica, crystalline (respirable dust) | — | — | 无证据 | — | — |
|  | 方石英/磷石英 | cristobalite/tridymite | — | — | — | 25 | — |
|  | 石英/硅藻石 | quartz/tripoli | — | — | — | 50 | — |
| 323 | 银(金属粉尘和可溶性化合物,以银计) | silver (metal dust and soluble compounds, as Ag) | — | — | 无证据 | — | 10 |
| 324 | 皂石 | soapstone | — | — | 无证据 | — | 3 000 |
| 325 | 氟乙酸钠 | sodium fluoroacetate | — | — | 5 | — | 2.5 |

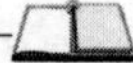

续表 D

| 序号 | 污染物中文名称 | 污染物英文名称 | 1mg/m³换算 mg/m³系数[a]（20℃） | IDLH 浓度 | | IDLH 浓度（修订） | |
|---|---|---|---|---|---|---|---|
| | | | | mg/m³[b] | mg/m³[c] | mg/m³[d] | mg/m³[e] |
| 326 | 氢氧化钠 | sodium hydroxide, caustic soda | — | — | 250 | — | 10 |
| 327 | 锑化氢 | stibine | 5.19 | 40 | 210 | 5 | 26 |
| 328 | 干洗溶剂汽油 | stoddard solvent | — | — | 29 500 | — | 20 000 |
| 329 | 马钱子碱，士的宁 | strychnine | — | — | 3 | — | 3 |
| 330 | 苯乙烯 | styrene | 4.33 | 5 000 | 22 000 | 700 | 3 031 |
| 331 | 二氧化硫 | sulfur dioxide | 2.66 | 100 | 270 | 100 | 270 |
| 332 | 硫酸 | sulfuric acid | — | — | 80 | — | 15 |
| 333 | 一氯化硫 | sulfur monochloride | 5.61 | 10 | 56 | 5 | 28 |
| 334 | 五氟化硫 | sulfur pentafluoride | 10.56 | 1 | 10 | 1 | 10 |
| 335 | 磺酰氟 | sulfuryl fluoride | 4.24 | 1 000 | 4 200 | 200 | 840 |
| 336 | 2,4,5-三氯苯氧基乙酸 | 2,4,5-T | — | — | 未知 | — | 250 |
| 337 | 滑石 | talc | — | — | 无证据 | — | 1 000 |
| 338 | 钽（金属和氧化尘，以钽计） | tantalum ( metal and oxide dust, as Ta) | — | — | 无证据 | — | 2 500 |
| 339 | 四乙基二硫代焦磷酸酯，二硫代焦磷酸四乙酯 | TEDP, tetraethyl dithionopyrophosphate | — | — | 35 | — | 10 |
| 340 | 碲化物（以碲计） | tellurium compounds(as Te) | — | — | 无证据 | — | 25 |
| 341 | 六氟化碲 | tellurium hexafluoride | 10.04 | 1 | 10 | 1 | 10 |
| 342 | 特普，四乙基焦磷酸酯 | TEPP, tetraethyl pyrophosphate | — | — | 10 | — | 5 |

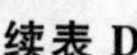



续表 D

| 序号 | 污染物中文名称 | 污染物英文名称 | 1mg/m³ 换算 mg/m³ 系数[a] (20℃) | IDLH 浓度 | | IDLH 浓度(修订) | |
|---|---|---|---|---|---|---|---|
| | | | | mg/m³[b] | mg/m³[c] | mg/m³[d] | mg/m³[e] |
| 343 | 萜苯基(邻、间、对异构体) | terphenyl (o, m, p isomers) | — | — | 未知 | — | 500 |
| 344 | 1,1,2,2-四氯-1,2-二氟乙烷;氟里昂 112 | 1, 1, 2, 2-tetrachloro-1, 2-difluoroethane, Freon® 112 | 8.47 | 15 000 | 130 000 | 2 000 | 16 940 |
| 345 | 1,1,1,2-四氯-2,2-二氟乙烷;氟里昂 112a | 1, 1, 1, 2-tetrachloro-2, 2-difluoroethane, Freon® 112a | 8.47 | 15 000 | 130 000 | 2 000 | 16 940 |
| 346 | 1,1,2,2-四氯乙烷 | 1, 1, 2, 2-tetrachloroethane, acetylene tetrachloride | 7.00 | 150 | 1 000 | 100 | 700 |
| 347 | 四氯乙烯 | tetrachloroethylene | 6.89 | 500 | 3 400 | 150 | 1 034 |
| 348 | 四氯萘 | tetrachloronaphthalene | — | — | 未知 | — | 未知 |
| 349 | 四乙基铅(以铅计) | tetraethyl lead (as Pb) | — | — | 40 | — | 40 |
| 350 | 四氢呋喃 | tetrahydrofuran | 3.00 | 20 000 [爆炸下限] | 60 000 [爆炸下限] | 2 000[爆炸下限] | 6 000 [爆炸下限] |
| 351 | 四甲基铅(以铅计) | tetramethyl lead (as Pb) | — | — | 40 | — | 40 |
| 352 | 四甲基琥珀腈 | tetramethyl succinonitrile | 6.00 | 5 | 30 | 5 | 30 |
| 353 | 四硝基甲烷 | tetranitromethane | 8.15 | 5 | 40 | 4 | 33 |
| 354 | 2,4,6-三硝基苯甲硝胺 | tetryl | — | — | 无证据 | — | 750 |

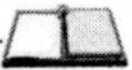

续表 D

| 序号 | 污染物中文名称 | 污染物英文名称 | 1mg/m³ 换算 mg/m³ 系数[a]（20℃） | IDLH 浓度 | | IDLH 浓度（修订） | |
|---|---|---|---|---|---|---|---|
| | | | | mg/m³[b] | mg/m³[c] | mg/m³[d] | mg/m³[e] |
| 355 | 铊（可溶化合物，以铊计） | thallium (soluble compounds, as Tl) | — | — | 20 | — | 15 |
| 356 | 二硫四甲秋兰姆 | thiram | — | — | 1 500 | — | 100 |
| 357 | 锡（无机化合物，以锡计） | tin (inorganic compounds, as Sn) | — | — | 400 | — | 100 |
| 358 | 锡（有机化合物，以锡计） | tin (organic compounds, as Sn) | — | — | 未知 | — | 25 |
| 359 | 二氧化钛 | titanium dioxide | — | — | 无证据 | — | 5 000 |
| 360 | 甲苯 | toluene, methyl benzene, | 3.83 | 2 000 | 7 700 | 500 | 1 915 |
| 361 | 2,4-二异氰酸甲苯酯 | toluene-2,4- diisocyanate | 7.24 | 10 | 72 | 2.5 | 18 |
| 362 | 邻甲苯胺 | *o*-toluidine | 4.46 | 100 | 450 | 50 | 223 |
| 363 | 磷酸三丁酯 | tributyl phosphate | 11.07 | 125 | 1 400 | 30 | 332 |
| 364 | 1,1,2-三氯乙烷 | 1, 1, 2-trichloroethane | 5.55 | 500 | 2 800 | 100 | 555 |
| 365 | 三氯乙烯 | trichloroethylene | 5.46 | 1 000 | 5 500 | 1 000 | 5 500 |
| 366 | 三氯萘 | trichloronaphthalene | — | — | 未知 | — | 未知 |
| 367 | 1,2,3-三氯丙烷 | 1, 2, 3-trichloropropane | 6.13 | 1 000 | 6 100 | 100 | 610 |
| 368 | 1,1,2-三氯-1,2,2-三氟乙烷，氟里昂 113 | 1,1,2-trichloro-1, 2, 2-trifluoroethane, Freon® 113 | 7.79 | 4 500 | 35 000 | 2 000 | 15 580 |
| 369 | 三乙胺 | triethylamine, *N*, *N*-diethylethamine | 4.21 | 1 000 | 4 200 | 200 | 840 |

续表 D

| 序号 | 污染物中文名称 | 污染物英文名称 | 1mg/m³换算 mg/m³系数[a]（20℃） | IDLH 浓度 | | IDLH 浓度（修订） | |
|---|---|---|---|---|---|---|---|
| | | | | mg/m³[b] | mg/m³[c] | mg/m³[d] | mg/m³[e] |
| 370 | 三氟溴甲烷 | trifluorobromomethane | 6.19 | 50 000 | 310 000 | 40 000 | 247 600 |
| 371 | 2，4，6-三硝基甲苯 | 2,4,6-trinitrotoluene | — | — | 1 000 | — | 500 |
| 372 | 磷酸三邻甲苯酯 | triorthocresyl phosphate，TCP，TOCP | — | — | 40 | — | 40 |
| 373 | 磷酸三苯酯 | triphenyl phosphate | — | — | 无证据 | — | 1 000 |
| 374 | 松节油 | turpentine | 5.65 | 1 500 | 8 500 | 800 | 4 520 |
| 375 | 铀（不可溶化合物，以铀计） | uranium（insoluble compounds，as U） | — | — | 30 | — | 10 |
| 376 | 铀（可溶化合物，以铀计） | uranium（soluble compounds，as U） | — | — | 20 | — | 10 |
| 377 | 钒尘 | vanadium dust | — | — | 70 | — | 35 |
| 378 | 钒烟雾 | vanadium fume | — | — | 70 | — | 35 |
| 379 | 乙烯基甲苯 | vinyl toluene | 4.91 | 5 000 | 24 000 | 400 | 1 964 |
| 380 | 丙酮苄羟基香豆素，杀鼠灵 | warfarin | — | — | 350 | — | 100 |
| 381 | 二甲苯（邻、间、对异构体） | xylene（o，m，p isomers） | 4.41 | 1 000 | 4 400 | 900 | 3 969 |
| 382 | 二甲代苯胺 | xylidine | 5.04 | 150 | 760 | 50 | 253 |
| 383 | 钇化合物（以钇计） | yttrium compounds(as Y) | — | — | 无证据 | — | 500 |
| 384 | 氯化锌烟 | zinc chloride fume | — | — | 4 800 | — | 50 |
| 385 | 氧化锌 | zinc oxide | — | — | 2 500 | — | 500 |
| 386 | 锆化合物（以锆计） | zirconium compounds (as Zr) | — | — | 500 | — | 25 |

续表 D

注：

a. 提供气态、液态有害物质浓度以 $mg/m^3$ 为单位换算为 20℃、1 个大气压下以 $mg/m^3$ 为单位的换算系数。

b. NIOSH《立即威胁生命或健康的浓度（IDLHs）文本》（NTIS 出版号：PB－94－195047）1974 年提出的气态、液态有害物 IDLH 浓度，单位为 $mg/m^3$。

c. 换算后以 $mg/m^3$ 为单位的 IDLH 浓度及仅提供以 $mg/m^3$ 为单位的物质的 IDLH 浓度。

d. NIOSH《立即威胁生命或健康的浓度（IDLHs）文本》（NTIS 出版号：PB－94－195047）1994 年修订的气态、液态有害物 IDLH 浓度，单位为 $mg/m^3$。

e. 换算后以 $mg/m^3$ 为单位的 IDLH 浓度及仅提供以 $mg/m^3$ 为单位的物质的 IDLH 浓度。

# 参 考 文 献


1 U. S. Department of Labor. Regulations (Standards－29CFR). Permit-required confined spaces-1910. 146. http://www. osha. gov. 2004. 9. 22

2 Canada. Ministry of Labor. Notice of Proposed Harmonized Confined Space Regulation. Occupational. http://www. gov. on. ca . 2004. 9. 22

3 U. K. Health and Safety Executive. 1997 No. 1713. The Confined Spaces Regulations. http://swww. legislation. hmso. gov. uk. 2004. 9. 22

4 Australia. Bureau of Safety and Health. Occupational Health and Safety Regulations. 1994-Reg7. 01 Objects of Part 7

5 香港职业安全健康局. 工厂及工业经营(密闭空间作业)规例. http://www. oshc. org. hk. 2004. 9. 22

6 NIOSH[1994]. Documentation for Immediately Dangerous to Life or Health Considerations (IDLH). NTIS Publication No. PB-94-195047

7 GB/T18664－2002. 呼吸防护用品的选择、使用与维护

8 李涛，张敏. 试论加速制定密闭空间作业职业卫生标准的现实意义. 工业卫生与职业病，2001，31(1)：2～4

9 Yant WP [1944]. Protecting workers against temporary and emergency exposures. In: Protecting plant manpower through the control of air contaminants. Special Bulletin No. 14. Washington，DC: U. S. Department of Labor，Division of Labor Standards

10 NIOSH/OSHA [1981]. Occupational health guidelines for chemical hazards. DHHS (NIOSH) Publication No. 81－123 (NTIS Publication No. PB-83-154609)

11 NIOSH. Pocket Guide to Chemical Hazards(the 4th version). DHHS (NIOSH) Publication No. 97－140

12 NIOSH [1989]. Current Intelligence Bulletin 52. Ethylene oxide sterilizers in health care facilities. Engineering controls and work practices. DHHS (NIOSH) Publication No. 89－115 (NTIS Publication No. PB-90-142571)

13 Ten Berge WF，Zwart A，Appleman LM [1986]. Concentration-time

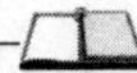

mortality response relationship of irritant and systematically acting vapours and gases. J. Haz Mat，13:301～309

14 Alarie Y [1981]. Dose-response analysis in animal studies：prediction of human responses. Environ Health Persp，42:9～13

15 张敏，李涛，何凤生，等. 我国胶粘剂职业危害及其控制对策. 工业卫生与职业病，2002，28(5)：308～312

16 张敏，李涛，陈曙旸，等. 我国硫化氢中毒的特点与控制对策. 工业卫生与职业病，2005，31(1)：12～14

17 王焕强，李涛，张敏，等. 我国一氧化碳重大职业中毒事故统计分析和防治对策. 工业卫生与职业病，2005，31(1)：9～11

18 GB 12942-91. 涂装作业安全规程——有限空间作业安全技术要求. 国家技术监督局

19 GB 16993-1997. 防止船舶货舱及封闭舱缺氧危险作业安全规程. 国家技术监督局

20 GBZ2-2002. 工作场所职业有害因素接触限值. 卫生部

21 NIOSH Pocket Guide to Chemical Hazards. DHHS (NIOSH) Publication No. 2005－149

22 ACGIH worldwide signature publications. TLVs and BEIs Threshold limit & Biological Exposure Indices. Cincinnati，USA. 2006